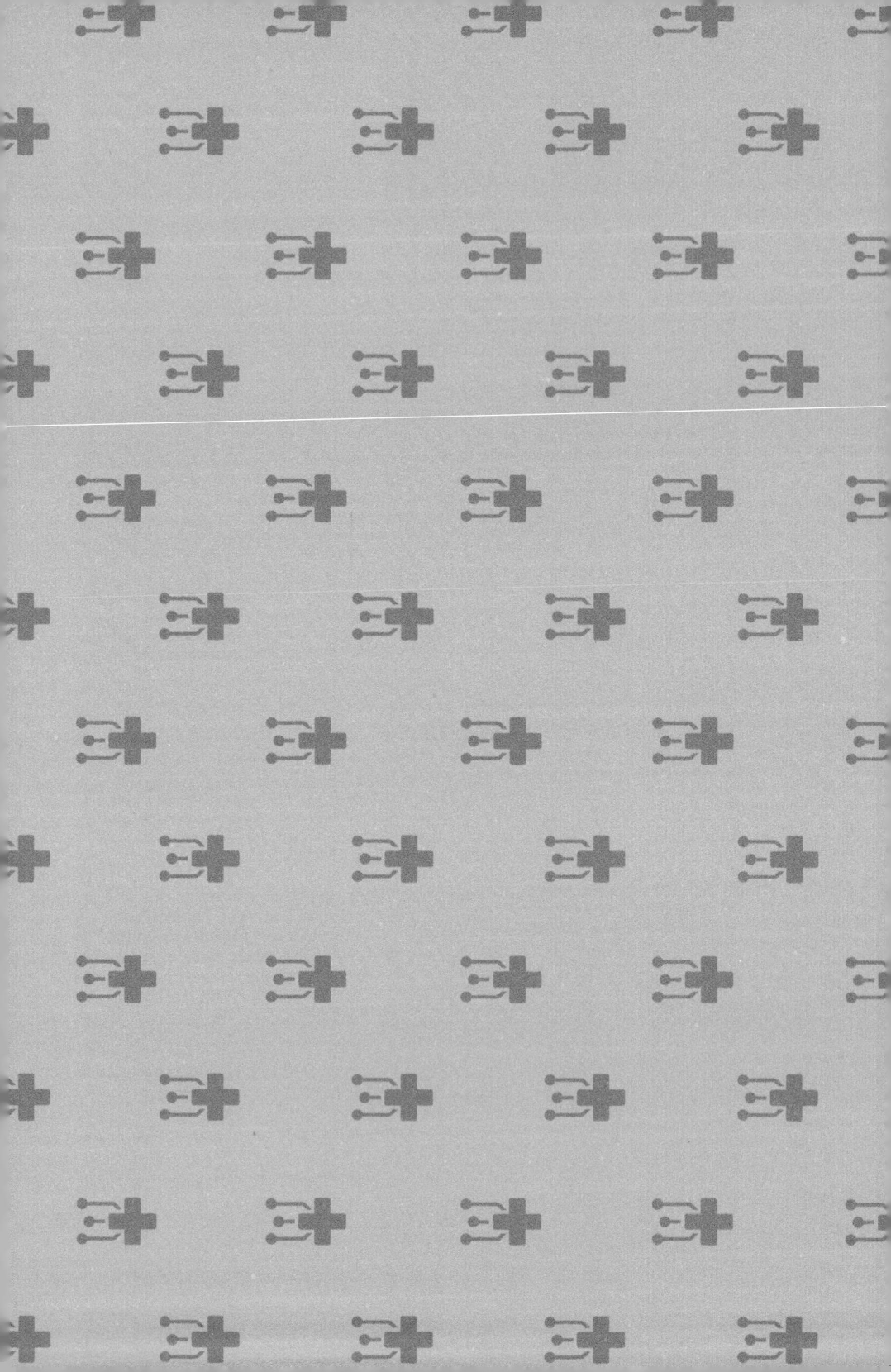

Jordi Serrano-Pons

Prefacio de Santiago de Torres
Prólogo de César Morcillo Serra

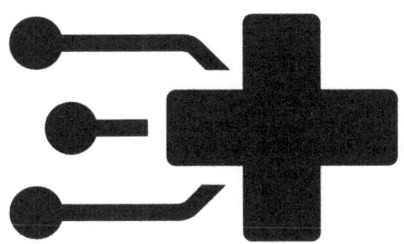

HACIA EL FUTURO DE LOS HOSPITALES

MADRID | CIUDAD DE MÉXICO | BUENOS AIRES | BOGOTÁ
LONDRES | SHANGHÁI

LID EDITORIAL

Colección Health Tech de LID Editorial
Editorial Almuzara S.L.
Parque Logístico de Córdoba, Ctra. Palma del Río, Km 4, Oficina 3
14005 Córdoba.
www.LIDeditorial.com
www.almuzaralibros.com

A member of:

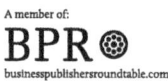

BPR ⊛
businesspublishersroundtable.com

© Jordi Serrano-Pons, 2025
© Editorial Almuzara S.L. 2025, de esta edición

Editorial Almuzara S.L.
Parque Logístico de Córdoba, Ctra. Palma del Río, Km 4, Oficina 3
14005 Córdoba
www.almuzaralibros.com
www.LIDeditorial.com

EAN-ISBN13: 978-84-11317-51-1
Directora editorial: Laura Madrigal
Editora de mesa: Paloma Albarracín
Corrección: Paloma Albarracín
Maquetación: www.produccioneditorial.com
Diseño de portada: Juan Ramón Batista
Impresión: Liberdigital
Depósito legal: CO-1784-2025

Impreso en España / Printed in Spain

Primera edición: septiembre de 2025

Te escuchamos. Escríbenos con tus sugerencias, dudas, errores que veas o lo que tú quieras. Te contestaremos, seguro: *info@lidbusinessmedia.com*

La mejor forma de predecir o imaginar
el futuro es conocer bien el presente
y el pasado.

A mi querida familia y especialmente a
Amanda que ha llegado este año a este
maravilloso mundo.

Sobre la colección Health Tech

En un sector como el de la sanidad, que crece de forma exponencial con enormes dificultades para asegurar su viabilidad, las nuevas tecnologías junto con la inteligencia artificial y la gestión de millones de datos permitirán que vuelva a ser a un sector viable y sostenible.

La colección Health Tech dará respuestas a los profesionales del sector —incluso, a estudiantes de este— y a todas aquellas personas interesadas en conocer hacia dónde avanza el futuro tanto de la salud como de la sanidad gracias a la irrupción de las nuevas tecnologías, la salud digital, la inteligencia artificial, el big data, el blockchain, la telemedicina...

Los títulos que contiene la colección abordan áreas del conocimiento de esta simbiosis entre la *health* y la *tech* y muestran cómo la irrupción de estas nuevas herramientas ofrece al sector de la salud nuevas capacidades de intervención que eran inimaginables hace unas décadas.

Dr. Santiago de Torres
Director de la colección Health Tech
y presidente de Atrys Health

Índice

Prefacio
Visionando el futuro de los hospitales

Hacia el futuro de los hospitales es el quinto de la colección Health Tech y es una obra imprescindible para todos aquellos que quieren saber cómo serán los hospitales del futuro (HDF), de qué hablamos cuando hablamos de hospitales verdes, hospitales líquidos u hospitales sin paredes.

La revolución tecnológica ha llegado al mundo hospitalario; y este libro nos abre a un mundo nuevo, innovador y disruptivo.

El libro es una invitación a repensar profundamente el papel de los hospitales en la sociedad contemporánea. Partiendo del reconocimiento de que los sistemas hospitalarios están sometidos a crecientes tensiones económicas, sociales, tecnológicas y demográficas; el texto propone una reflexión holística sobre cómo transformar estos entornos en motores de salud, equidad y eficiencia.

Históricamente, los hospitales han sido el centro neurálgico del sistema sanitario, pero ese paradigma ya no es sostenible. El envejecimiento de la población, el aumento de enfermedades crónicas, la escasez de personal y la presión financiera, nos obligan a reinventar la lógica de funcionamiento hospitalario.

Se exploran conceptos como el «hospital sin paredes», los «hospitales verdes» o la «atención basada en el valor», que rompen con la visión clásica del hospital como edificio físico y promueven un enfoque más distribuido, interconectado y personalizado de la salud.

En el libro se destaca que el hospital del futuro debe asumir nuevos roles, incluyendo: promotor de la salud, coordinador de cuidados, centro de innovación tecnológica, nodo de datos clínicos y agente medioambiental responsable.

Todos estos roles se alinean con la atención sanitaria basada en el valor, un modelo centrado en resultados de salud y no en el volumen de servicios prestados.

El autor insiste en trasladar parte de la atención fuera del edificio hospitalario con un hospital sin paredes cada vez más omnipresente mediante el refuerzo de la atención primaria, el uso de la telemedicina, dispositivos conectados, monitorización remota y hospitalización domiciliaria avanzada si fuera necesario.

El libro concluye con una poderosa metáfora: los hospitales del futuro serán las catedrales del siglo XXI, pero no templos de piedra, sino estructuras abiertas, líquidas, inteligentes y sostenibles. Esta transición requiere visión política, inversión sostenida, formación de líderes y mucha colaboración intersectorial.

El autor de esta obra es médico muy orientado, desde hace años, al campo del emprendimiento sanitario, ha promovido varios proyectos relevantes como UniversalDoctor, ZeroMothersDie, UhDa Health o P8 Health. Ha participado en numerosas iniciativas innovadoras, de ámbito internacional, y se ha convertido en un gurú del campo de la salud digital. Ha sido consultor de salud e innovación de la Organización Mundial de la Salud (OMS) y ha asesorado a muchos países en políticas públicas de salud digital.

Es una persona enormemente inquieta, lee y publica con asiduidad sobre el futuro del sector de la salud, promueve, da conferencias, enseña, diseña planes estratégicos y, si surge la oportunidad, lidera un proyecto implementando sus ideas creativas.

Ha residido en Ginebra, centro de la salud global durante más de 12 años, y ahora combina su residencia entre Barcelona y el resto del mundo con presencia frecuente en países europeos, Oriente Medio, América, África y cada vez viajes más frecuentes a Asia. Un trotamundos de la salud global.

Dr. Santiago de Torres
Director de la colección Health Tech

Prólogo

Hablar del futuro de los hospitales no es tarea sencilla. No lo es porque estamos hablando de instituciones que son, a la vez, símbolo y realidad: representan la cúspide del conocimiento médico y científico, pero también son escenarios profundamente humanos, donde se entrelazan emociones, decisiones críticas, tecnología, vocación y comunidad. Son, al mismo tiempo, fortalezas del pasado y plataformas del porvenir. Y en esa tensión —entre lo que fueron, lo que son y lo que deben llegar a ser— se abre un espacio complejo y necesario para la reflexión.

Reflexionar sobre los hospitales del futuro exige mucho más que conocimiento técnico o experiencia en el sector sanitario. Exige una mirada amplia, integradora, inconformista. Exige sensibilidad, visión estratégica y, también, una profunda comprensión de las personas a las que estos hospitales deben servir. Pocos profesionales reúnen esas cualidades como Jordi Serrano-Pons.

Conocí a Jordi en la confluencia entre la medicina y la innovación, ese terreno fértil y desafiante donde las preguntas superan a las respuestas y donde las certezas son menos frecuentes que las hipótesis audaces. Jordi, médico de formación y explorador por vocación, ha recorrido ese territorio durante años, anticipando transformaciones cuando otros apenas comenzaban a vislumbrarlas. Ha fundado, asesorado y liderado proyectos que han contribuido activamente a rediseñar la forma en la que entendemos la salud. Y, sobre todo, ha sabido mantener una actitud abierta, crítica y profundamente humana frente a un mundo sanitario que, muchas veces, se ha mostrado resistente al cambio.

Por eso este libro, *Hacia el futuro de los hospitales*, es mucho más que un ejercicio intelectual o un compendio de buenas prácticas. Es el resultado de una trayectoria coherente, de años de observación, aprendizaje, diálogo e intervención. Es también una invitación directa, urgente y esperanzada, a quienes trabajan —trabajamos— día a día por transformar la atención médica en algo más eficiente, más humano y sostenible.

Desde mi posición en Sanitas, he tenido el privilegio de compartir con Jordi proyectos centrados en salud digital, y puedo afirmar que su pensamiento ha influido significativamente en mi forma de concebir el cuidado sanitario. En ese mismo espíritu, me llena de satisfacción seguir colaborando con iniciativas como la colección Health Tech de Atrys Health, que impulsa con decisión la innovación tecnológica en el sector. Esta obra se enmarca en ese contexto de compromiso compartido, donde las ideas no solo se enuncian, sino que se concretan en acciones, modelos y soluciones reales.

Los temas que aborda este libro no podrían ser más pertinentes ni más urgentes. La aceleración tecnológica ha irrumpido con fuerza en el ámbito sanitario. Herramientas como la inteligencia artificial, la telemedicina, el análisis masivo de datos o la robótica están revolucionando la forma en la que diagnosticamos, tratamos y gestionamos la salud. Estas tecnologías tienen el potencial de aumentar la eficiencia, reducir la carga asistencial y permitir que los profesionales sanitarios puedan concentrarse en aquello que ninguna máquina puede reemplazar: el vínculo humano, la empatía, el juicio clínico contextualizado. Pero, como bien señala Jordi en estas páginas, la tecnología por sí sola no basta. Necesitamos un cambio cultural profundo.

En Sanitas hemos aprendido que la innovación real ocurre cuando se integra con sentido, cuando se alinea con los valores y con las necesidades de las personas. Por eso apostamos no solo por la incorporación de nuevas herramientas, sino también por la formación de los profesionales, por la investigación aplicada y por la escucha activa a los pacientes. Porque el hospital del futuro (HDF) será también, necesariamente, un lugar de aprendizaje constante, de adaptación y de apertura.

Uno de los conceptos más provocadores y transformadores que se presentan en este libro es el de los hospitales sin paredes. Esta idea, que podría haber parecido una quimera hace apenas unos años, hoy se encuentra en el centro de muchas estrategias de salud digital. Se trata de repensar el hospital como un ecosistema extendido, donde la atención puede llegar al hogar, al móvil, al entorno comunitario, gracias a las tecnologías conectadas y las plataformas de atención virtual. En Sanitas, hemos materializado este enfoque a través de nuestro modelo de hospital digital, que combina el ecosistema de salud digital Blua con inteligencia artificial y análisis de datos, aumentando las capacidades de diagnóstico, tratamiento y seguimiento, y permitiendo una atención más cercana, precisa y personalizada.

Pero si hablamos de futuro, no podemos dejar de lado uno de los pilares más urgentes: la sostenibilidad. Los hospitales no solo deben ser más eficientes y humanos, sino también más respetuosos con el planeta. La salud ambiental y la salud humana están profundamente interconectadas, y este libro recoge con acierto esa visión bajo el inspirador concepto *one health*. En Sanitas trabajamos activamente en iniciativas de descarbonización, eficiencia energética, eliminación de residuos, de gases anestésicos y construcción ecológica, convencidos de que cada paso cuenta en la carrera hacia un modelo *net zero*.

La medicina personalizada, otra de las grandes líneas de transformación, también tiene un lugar destacado en esta obra. El uso de datos genómicos y biomarcadores para anticipar enfermedades, adaptar tratamientos y personalizar planes de salud es ya una realidad, pero reservada solo a los sistemas de salud más audaces, y representa un cambio de paradigma: pasar de una medicina reactiva a una medicina predictiva, preventiva, precisa y participativa. Hemos implementado, desde Sanitas, programas pioneros en esta línea, que no solo mejoran los resultados clínicos, sino que empoderan a los pacientes y médicos a hacer una mejor medicina.

A lo largo de estas páginas, Jordi nos invita a imaginar hospitales más descentralizados, digitales y sostenibles, pero también más empáticos, comunitarios y personalizados. Nos recuerda que no hay futuro tecnológico sin ética, ni avances sin inclusión. Nos desafía a repensar los valores que deben guiar esta evolución: la equidad, la transparencia, la colaboración. Y lo hace con un equilibrio difícil de encontrar: combinando el rigor con la imaginación, la crítica con la esperanza.

Este libro no es un manual técnico, aunque está lleno de conocimiento aplicable. Tampoco es un manifiesto utópico, aunque no renuncia a soñar. Es, sobre todo, una reflexión valiente, informada y abierta sobre el presente y el porvenir de uno de los pilares fundamentales de nuestras sociedades: el hospital.

Como lector, me siento profundamente interpelado. Como profesional, comprometido. Como ciudadano, esperanzado. Porque el futuro de los hospitales no está escrito, pero libros como este ayudan a imaginarlo, a discutirlo y, sobre todo, a construirlo. Acompañar a Jordi en este viaje no es solo un privilegio, sino también una invitación a cuestionar lo establecido, a pensar en lo posible y a actuar —desde hoy— para diseñar la salud del mañana.

Dr. César Morcillo Serra
Director médico de Sanitas y
Bupa Europe & LatinAmerica

Introducción
Hacia una aceleración nunca vista

En los aledaños de un monasterio cisterciense, el monasterio de Santes Creus (cerca de Tarragona), fuente de saber y sitio de descanso de algunas dinastías de los reyes de Aragón; está medio escondida la Llibreria Amagada, conocida como Librería Escondida.

A finales del 2021, en una visita al monasterio, la descubrí en los sótanos de una de las casas adosadas del monasterio. No pude resistir el impulso de entrar y acabé descubriendo un paraíso para los amantes de libros antiguos. En una de sus estanterías centrales encontré una colección de 99 tomos (aunque allí solo había 98) titulada *Dictionnaire encyclopédique des sciences médicales*, que había sido publicada en 1885.

Agarré un tomo y empecé a leer lo que había sido uno de los libros de estudio de los estudiantes de Medicina de París del siglo XIX. Casualmente, abrí el volumen primero de la tercera sección que enumeraba las palabras relacionadas con la Q y, después de ojear la primera y segunda páginas, detecté en el último parágrafo de la tercera página la palabra mágica *Quarantaines* (cuarentenas, en francés).

Había pasado solo un año y medio del inicio de la última pandemia y me fascinaba poder leer sobre la temática en un manual parisino para los estudiantes de hace 140 años. Al pasar la siguiente página no pude parar de leer (¡gracias, mamá, por apuntarme a francés!) y me quedé anonadado leyendo durante más de veinte minutos cómo se describía el concepto de cuarentena en 1885.

Me causó impresión que la colección dedicara más de 165 páginas a definir las cuarentenas. En ese momento lo vi claro, tenía que comprar la colección y la verdad es que fue barata. Llevo un tiempo buscando por internet el último de los tomos.

La magnífica colección se describió a sí misma en 1885: «Bautizado como *Diccionario Enciclopédico de las Ciencias Médicas*, esta nueva obra, dedicada a la práctica, el diagnóstico, la cirugía y la anatomía, está concebida como un complemento a los libros especializados ya existentes». Entre sus autores destacan figuras importantes de la medicina europea como Jean-Martin Charcot o Édouard Chassaignac.

Una vez instalados en casa los 98 tomos de la colección, he disfrutado de lecturas en diferentes momentos, intentando transportarme a la medicina de 1885 en París. Ya hace 140 años existía un nivel de conocimientos muy superior al del siglo XVI, pero al leer textos anteriores al descubrimiento de los virus y de la penicilina en el siglo XX, uno se da cuenta de la aceleración sin parangón que la medicina ha vivido durante este último siglo y medio.

En apenas 140 años (o el tiempo que tarda el cometa Halley en visitarnos un par de veces), la medicina ha progresado con una rapidez extraordinaria. Gracias a ello, los pacientes se han beneficiado de avances y hallazgos que han transformado su vida. Aquí tienes un repaso breve de algunos de esos descubrimientos e innovaciones médicas:

- **1885-1910. Primeras vacunas y teoría de los gérmenes**
  - 1885. Primera vacuna contra la rabia (Louis Pasteur)[1].
  - 1890. Suero contra la difteria y el tétanos (Emil von Behring)[2].
  - 1895. Descubrimiento de los rayos X (Wilhelm Roentgen)[2].

- 1901. Clasificación de grupos sanguíneos ABO (Karl Landsteiner)[2].

- 1907. Primera transfusión de sangre con compatibilidad ABO[2].

- **1910-1940. Antibióticos y avances en cirugía**

  - 1921. Descubrimiento de la insulina (Frederick Banting y Charles Best).

  - 1928. Descubrimiento de la penicilina (Alexander Fleming)[2].

  - 1930. Primera vacuna contra la fiebre amarilla[2].

  - 1937. Primera vacuna contra la gripe (Thomas Francis Jr.)[2].

  - 1940. 1970: Antibióticos, ADN y trasplantes.

  - 1943. Estreptomicina, el primer antibiótico contra la tuberculosis.

  - 1953. Descubrimiento de la estructura del ADN (James Watson y Francis Crick)[2].

  - 1954. Primer trasplante de riñón exitoso (Joseph Murray)[2].

  - 1963. Primer trasplante de pulmón exitoso[2].

  - 1967. Primer trasplante de corazón exitoso (Christiaan Barnard)[2].

  - 1969. Descubrimiento de la tomografía computarizada (TAC)[2].

- **1970-2000. Biotecnología y lucha contra enfermedades**

  - 1973. Desarrollo de la técnica de ADN recombinante (inicio de la biotecnología moderna)[2].

  - 1978. Primer bebé concebido por fertilización in vitro (FIV)[2].

  - 1983. Descubrimiento del VIH causa del sida (Luc Montagnier)[2].

- ○ 1985. Primera mamografía digital[2].
- ○ 1996. Primer tratamiento con terapia genética en humanos[2].
- ○ 1997. Clonación de la oveja Dolly[2].

- **2000-2024. Medicina personalizada, IA y pandemias**
  - ○ 2000. Publicación del primer borrador del genoma humano[2].
  - ○ 2006. Vacuna contra el VPH (virus del papiloma humano)[2]
  - ○ 2012. Desarrollo de la técnica CRISPR de edición genética[2].
  - ○ 2013. Primer riñón impreso en 3D[2].
  - ○ 2019. Primer medicamento basado en CRISPR aprobado[2].
  - ○ 2020. Vacunas de ARNm contra el COVID-19 (Pfizer/ BioNTech y Moderna)[2].
  - ○ 2023. Primer trasplante exitoso de un riñón de cerdo en un humano[3].
  - ○ 2024. Un análisis de sangre para detectar el alzhéimer[3]
  - ○ 2024. Sustitución de válvulas cardíacas (bebés)[3].
  - ○ 2024. Vacuna de la gripe y del COVID-19 única combinada de ARN[3].

Todas estas innovaciones se han conseguido por el esfuerzo inmenso de miles de investigadores e innovadores y también por los miles de millones invertidos a fondo perdido en investigación básica durante el siglo XX.

Al igual que la formas de vida explosionaron en múltiples formas durante el Cretácico después de millones de años de aparente pausa evolutiva, la exponencialidad en la aceleración de conocimientos y tecnologías en salud es el resultado del aumento de conocimientos en las ciencias de la vida y en biotecnología multiplicado por el aumento de las capacidades computacionales de los chips (famosa ley de Moore).

Acelerando el acelerador: IA, IA generativa, IA agéntica

Esta aceleración en el campo biomédico ha alcanzado una velocidad increíblemente inaudita durante los últimos 5 años gracias al despegue espectacular de la inteligencia artificial (IA) y desde hace poco menos de dos años específicamente de la IA generativa. Anotad, si podéis, el concepto de IA agéntica porque podría ser lo que ayude a implementar flujos sanitarios muy sofisticados.

Un ejemplo que muchos investigadores han vivido como un sueño ha sido la capacidad de discernir en detalle la estructura terciaria y cuaternaria de las proteínas desde 2024 gracias a un modelo de IA, AlphaFold 3.

Al analizar grandes volúmenes de datos sobre proteínas, AlphaFold 3 permite determinar con precisión la disposición de los aminoácidos, y revela complejas formas y pliegues. Esto facilitará, entre otras cosas, el desarrollo de medicamentos para enfermedades raras.

La IA evoluciona tan rápido que un modelo recientemente creado hace pocos meses llamado ESM3 de lenguaje generativo multimodal es capaz de razonar sobre la secuencia, estructura y funciones de las proteínas a través de instrucciones combinando sus distintas modalidades[4]. Un avance así desafía la comprensión del tiempo evolutivo y demuestra el potencial ilimitado de la IA aplicada a la biomedicina.

El futuro de la salud y la medicina y, por ende, de los hospitales no será una simple evolución de lo que conocemos hoy. Será una revolución sin precedentes, impulsada por la IA como nuevo pilar de convergencia de las ciencias médico-tecnológicas.

Esta revolución permitirá que la biotecnología y las terapias avanzadas redefinan la prevención y el tratamiento de enfermedades. La pregunta ya no es si la transformación podría ocurrir gracias a la tecnología, sino qué tan preparados estamos para poder aprovecharla.

¿Cómo va a afectar esta revolución a los hospitales del futuro (HDF) durante los próximos años? Si bien el futuro siempre es incierto, la creciente urgencia de afrontar los numerosos retos hospitalarios puede acelerar significativamente la implementación de nuevas capacidades tecnológicas.

Hacia el futuro de los hospitales

Los hospitales han sido el cerebro y la columna vertebral de los sistemas sanitarios. A lo largo de la historia, su evolución ha estado marcada por las transformaciones socioeconómicas y desde el siglo XIX y XX por los avances científicos, permitiendo cambios constantes en los sistemas sanitarios de todo el planeta.

El objetivo del libro es comprender la situación actual de los hospitales, con sus múltiples desafíos (capítulo 3) y explorar cómo las estrategias e innovaciones (capítulo 4) junto con unos nuevos roles para el hospital del futuro (capítulo 5) potenciados por la tecnología emergente (capítulo 13) podrían ayudar a cambiar la situación. En el capítulo 14 nos hacemos eco de 50 casos de uso de la IA en hospitales y en el capítulo 15 dejamos ir la imaginación.

En numerosos libros y artículos sobre el futuro de la tecnología y la salud se tiende a imaginar un futuro mejor donde la tecnología podrá solucionar los desafíos actuales. En muchos casos, estas soluciones provienen de una visión tecnológica sin tener en cuenta una descripción detallada de las causas de tales desafíos y sin analizar las posibles soluciones a estas causas raíz.

Desafíos y nuevos roles hospitalarios

Al inicio de estas páginas se describen los desafíos y los obstáculos del presente y posteriormente se explican soluciones innovadoras con un gran componente tecnológico que permitirán desarrollar y potenciar la clave de la transformación: los nuevos roles. El futuro es más fácilmente imaginable mediante el encaje sinérgico de estas innovaciones con los nuevos roles de los hospitales.

De entre todos los nuevos roles prestaremos una atención especial a la atención basada en el valor (capítulo 7), a la descentralización con los hospitales sin paredes (capítulo 9), a la sostenibilidad con los hospitales verdes (capítulo 10), a un rol más activo en los procesos de prevención de las enfermedades y a la promoción de la salud.

Además de reforzar esos roles, las innovaciones tecnológicas deberían, entre otras cosas, facilitar y premiar la colaboración entre múltiples actores del ecosistema sanitario. De todas las posibles, las más necesarias son: la colaboración y comunicación entre los diferentes hospitales del sistema; y, por otro lado, una mayor colaboración y coordinación del sistema hospitalario con la atención primaria y la prevención, siempre centrando la atención en las necesidades de unos pacientes que deben participar en las decisiones de forma real.

Cambios a nivel global y afectación sanitaria

A los desafíos habituales ahora debemos añadir una aceleración de cambios a nivel global como el cambio climático, el auge de la IA y un mayor desgobierno mundial que no hubiéramos previsto hace unos años. Si estos cambios generan sinergias entre sí, la fuerza exponencial resultante podría conducirnos rápidamente a un cambio de paradigma.

En este sentido, el mundo actual parece haber tomado un camino donde la gobernanza en salud global puede no estar asegurada. Un ejemplo evidente de todo esto es cómo afectarán los recortes de USAID (por sus siglas en inglés, Agencia de los Estados Unidos para el Desarrollo Internacional) a la mortalidad en adultos y niños en países de ingresos bajos y medios. Las estimaciones de un estudio liderado por ISGlobal muestran que una cantidad asombrosa de muertes evitables podrían ocurrir de aquí al año 2030[5]. Si esta tendencia continúa en el tiempo y se confirma la estructuración de distintos bloques económicos, políticos y tecnológicos, podría tener un gran impacto en el futuro de los sistemas sanitarios y por ende en los hospitales de todo el planeta.

Uno de los desafíos más importantes que afrontamos, ejemplo de la importancia de la One Health a nivel global (una sola salud), es la resistencia antimicrobiana (RAM) que ya está teniendo un impacto muy importante en la morbilidad y mortalidad de los sistemas de salud. Un reflejo muy claro de la importancia de las políticas sanitarias, pero también del comportamiento de cada institución y de cada persona.

En un momento donde se están retransmitiendo casi a cámara lenta las consecuencias sanitarias, económicas y migratorias del cambio climático y en el que pronto se alcanzarán los 8.5 mil millones de habitantes, es preciso repensar cómo la investigación y la innovación permiten una transformación adecuada de los sistemas sanitarios y cómo los hospitales adoptan un papel más adecuado para liderar una atención basada en el valor y la prevención más que un papel de estancia intermitente y final.

1
Presente y futuro de los hospitales

Jordi Serrano-Pons y
Sonia Hernández-Montañó

1. ¿Desde cuándo existen los hospitales?

Muy pocas generaciones de humanos, tal vez cincuenta o sesenta, han tenido la oportunidad de conocer el concepto de hospital tal y como lo conocemos. No fue hasta los siglos IV y V d. C., según la historiografía hospitalaria, cuando se crearon estructuras que dieron paso al concepto más moderno de hospital[1].

El *Homo sapiens* y otros grupos de humanoides han tenido cuidado desde hace mucho tiempo de sus seres queridos, hallándose pruebas evidentes de cuidados sanitarios a miembros heridos y longevos en distintos clanes de neandertales[2].

El Neolítico y el descubrimiento de la agricultura permitió a los humanos establecerse de forma permanente en ambientes más adecuados para un cuidado seguro de sus seres queridos. También se han documentado restos que evidencian la práctica de amputaciones, extracciones dentales e incluso trepanaciones[2] entre los años 4000 y 6000 a. C.

Los siglos transcurrieron y la medicina fue incorporando conocimientos relacionados con la botánica para tratar y prevenir enfermedades. Las medicinas griega y romana buscaron racionalizar las causas de las enfermedades, pero hasta la época bizantina (siglos IV-V) no se crearon las estructuras que dieron paso al concepto *hospital*. Estas nuevas edificaciones y la forma en la que se trataba allí a los pacientes fueron el embrión inicial de los hospitales posteriores[1].

Durante los 1600 años posteriores, el crecimiento paulatino pero sin pausa de estas estructuras hospitalarias ha permitido construir los 170 000-180 000 hospitales[3] actuales en todo el planeta.

Entre esta cantidad de hospitales, la variabilidad es muy grande y en algunos sitios los hospitales pueden ser la joya de la especialización médica, pero en la mayoría de los casos los hospitales son más bien pequeños, reflejando las capacidades económicas de cada región.

Los hospitales han sido durante los últimos siglos las estructuras más especializadas de la atención y tienen un rol fundamental en las unidades más especializadas, las emergencias, las cirugías pero también en la investigación e implementación de innovaciones.

En la Europa del siglo XIX, los pacientes con más poder adquisitivo empezaron a pagar tarifas diarias, y los fondos de mutualidad crecieron tras la introducción del seguro social de salud en 1883[4]. En Estados Unidos, los hospitales privados inicialmente dependieron de la facturación directa, pero en la década de 1930 cambiaron hacia los seguros privados y voluntarios. En la década de 1960, se estableció un financiamiento público para pacientes de edad avanzada y con bajos ingresos, a través de Medicare y Medicaid[5].

En los años ochenta, el modelo estadounidense de tarifas por el uso de hospitales influyó en la conformación de un modelo de salud global, promovido fuertemente por el Banco Mundial en países de baja renta[6].

Aunque estas tarifas ayudaron a sostener sistemas de salud débiles, también generaron barreras de acceso, fomentando desigualdades y pérdidas en el bienestar social en muchos ciudadanos del planeta. En Europa los modelos de cobertura de salud universal proveen en la mayoría de los países europeos una casi totalidad de los servicios hospitalarios.

2. ¿Hasta cuándo como ahora?

Casi todos nosotros hemos nacido en hospitales y en la mayoría de los países de renta alta, los hospitales siguen siendo el lugar donde la mayoría de los pacientes fallecen. Sin embargo, en países de renta baja, estas dos afirmaciones no siempre se cumplen.

La importancia y el papel de los hospitales varían enormemente entre países. Los datos de los países pertenecientes a la OCDE en 2023 muestran que el gasto sanitario se concentra mayoritariamente en los hospitales[7].

En España el gasto sanitario se reparte entre el 45 % en el sector hospitalario, el 21 % en proveedores ambulatorios y el 22 % en centros de cuidado residenciales. Aunque todos los 38 países del bloque de países OCDE presenta cifras bastante homogéneas, la gráfica inferior permite visualizar algunas pequeñas diferencias. Por ejemplo, Alemania y México son excepciones, ya que su gasto hospitalario no representa la mayor parte del gasto sanitario. En contraste, países como Turquía, Costa Rica y Croacia registran un gasto hospitalario superior al 50 % del total, reflejando distintos modelos de asignación[7].

¿Es bueno que la mayoría del gasto recaiga en los hospitales? En un futuro a medio plazo, de 20 a 40 años vista, ¿continuará siendo el gasto hospitalario el mayoritario en los países OCDE?

¿Hasta cuándo los hospitales seguirán siendo el centro de gravedad de un sistema pensado para ser reactivos frente a la enfermedad? ¿Es posible repartir la gravedad hacia un modelo descentralizado y distribuido y orientarse hacia la proactividad en la prevención que permita mantener la salud de la ciudadanía el máximo tiempo posible? ¿Sería mejor pagar por un sistema más proactivo?

En general, el futuro es casi imposible de predecir y las profesiones dedicadas a ello tienen un índice de acierto bajísimo. Los futuristas en la profesión médica tienen dificultades propias, ya que el sector de la salud suele ir rezagado en la adopción de nuevas tecnologías por distintas razones. Entre ellas, la necesidad de contar con evidencia científica que respalde la efectividad de las innovaciones, los mecanismos de evaluación HTA (coste-efectividad), el impacto en los *patient journeys* y la limitada capacidad de inversión de los gestores.

Esto no quiere decir que la innovación en los hospitales no haya sido un movimiento imparable, lento pero imparable, especialmente en el campo de la oncología gracias a la industria farmacéutica y en el campo del diagnóstico, a la industria biotecnológica y de equipamiento tecnológico.

Debido a esta tradicional dificultad para anticipar el futuro, en este libro abordaremos la tecnología y la innovación como pilares fundamentales para fortalecer esos nuevos roles en los que creemos que los hospitales deberían centrarse. Unos desafíos que obstaculizan muchas veces de momento el valor para los pacientes y los sistemas sanitarios.

El objetivo de los hospitales del futuro (HDF) y de su sistema sanitario debe ser claramente el de buscar soluciones a los desafíos que obstaculizan el valor. La tecnología y la innovación deben estar al servicio de estos roles y no al revés.

Estos cambios de rol deben basarse en evidencias y datos que respalden su implementación. Conceptos como atención basada en el valor, descentralización, hospitales sin paredes y hospitales verdes son conceptos que ya están comenzando a materializarse en ciertos hospitales desde hace algunos años.

¿Será posible la extensión de estos roles a una mayoría de los hospitales?

Sin cooperación no hay hospitales del futuro

A lo largo de este libro, recurriremos con frecuencia a un concepto tan antiguo como esencial: la cooperación y la colaboración. La cooperación entre los distintos niveles administrativos, entre hospitales de diferentes regiones y con la AP es un pilar fundamental para que los HDF puedan desempeñar estos nuevos roles efectivamente. Solo así será posible maximizar el potencial de la tecnología y garantizar que todo el sistema se beneficie. Dependiendo del territorio, podría ser necesario optar por modelos de descentralización de servicios o en algunos casos por qué no de hipercentralización.

En algunos casos, la concentración de servicios altamente especializados en centros de referencia permitiría optimizar recursos y mejorar la calidad asistencial. En otros casos, la descentralización de servicios, combinada con automatización y distribución del trabajo entre diversos profesionales del territorio, podría mejorar la eficiencia sin comprometer la calidad.

Estas decisiones, aunque complejas, son clave para el sistema. Para que su la elección sea exitosa, es fundamental considerar varios factores:

- La búsqueda y aplicación rigurosa de la evidencia sobre el coste-efectividad.

- La generosidad de los líderes de equipos altamente especializados, dispuestos a compartir conocimientos y facilitar la reorganización de servicios.

- La transparencia sobre las capacidades reales del sistema sanitario, frente a un aumento continuado de la demanda aguda de una ciudadanía que, en muchos casos, recibe información de difícil entendimiento sobre la oferta y la demanda de servicios.

Tan solo con una visión estratégica basada en la colaboración, la innovación y la optimización de recursos, los HDF serán capaces de responder a los desafíos del futuro.

Decisiones para el futuro del sistema sanitario

Los HDF dependerán de las decisiones estratégicas que adopten sus sistemas de salud, así como de las propias decisiones orientadas a garantizar resultados en salud sin comprometer la sostenibilidad económica y medioambiental.

A pesar de los avances en digitalización y gestión hospitalaria, en muchos centros aún no se recopilan de manera integral los resultados de salud en un formato amplio que contemple no solamente parámetros clínicos, sino también indicadores de experiencia del paciente (PROMS, PREMS), indicadores KPI financieros y otras variables que permitirían visualizar con precisión la realidad hospitalaria.

Teniendo en cuenta que el objetivo es mejorar el valor y los resultados en salud mientras se mantiene un equilibrio económico sostenible. Para ayudar a contestar muchas de ellas la tecnología podría desempeñar un papel fundamental, facilitando la modelización de soluciones, la toma de decisiones basada en datos y la optimización de recursos.

Un ejemplo de decisión podría ser: ¿mantenemos múltiples equipos de profesionales altamente cualificados para realizar trasplantes de alta complejidad (hígado, corazón, etc.) incluso en regiones donde la demanda no justifica tantos equipos especializados?

Por un lado, mantener múltiples equipos especializados en trasplantes de alta complejidad en distintos hospitales de una misma región garantiza una mayor proximidad geográfica para los pacientes y, en teoría, tiempos de respuesta más rápidos. Pero esta opción conlleva desafíos, como la dispersión de recursos, la dificultad para mantener una masa crítica de casos para mantener el nivel de excelencia, y un posible sobrecoste en formación y equipamiento. La alternativa de centralizar estos procedimientos en un hospital de referencia, concentrando el talento y los recursos en un único centro, permitiría tal vez optimizar la calidad asistencial y fomentar la investigación avanzada.

La clave para tomar estos tipos de decisión radica en analizar datos objetivos sobre demanda de servicios, resultados clínicos, costos operativos y la generosidad para que algunos servicios desaparezcan y otros nazcan. Las tecnologías más que nunca también podrán facilitar estas decisiones y colaboraciones en los HDF.

3. Características de los hospitales del futuro

Después de describir la evolución de los hospitales a lo largo del tiempo, y de cuestionar si su rol tradicional podrá mantenerse o deberá transformarse para afrontar los desafíos del siglo XXI, toca centrarse en el hospital del futuro (HDF). Al explorar la literatura sobre cómo podrían ser estos hospitales, encontramos diversas características comunes en múltiples estudios pero sobresale principalmente el concepto de interdisciplinariedad.

Un estudio de 2025 ofrece una visión bastante completa sobre esta interdisciplinaridad, abordando tanto los sistemas hospitalarios en países de altos ingresos como en aquellos de medio y bajos ingresos. En *The Future Hospital in Global Health Systems: The Future Hospital as an Entity*[4], liderado por Neil Sebire, se definen seis posibles características principales de los HDF:

- **Múltiples roles.** El HDF desempeñará múltiples roles y funciones más allá de la atención al paciente, dependiendo de las características sociales y comunitarias del entorno.

- **Mayor demanda de atención.** El envejecimiento de la población generará una mayor demanda tanto de atención hospitalaria como de AP.

- **Atención integrada y centrada en el paciente.** Un enfoque de atención integrada, multidisciplinaria y centrada en el paciente, con un énfasis creciente en la prevención y la intervención temprana. Esto requerirá una gran adaptación funcional.

- **Tecnología y alcance.** Los avances médicos y tecnológicos impactarán cada vez más en los roles y funciones de los hospitales, ampliando su alcance más allá de los límites físicos tradicionales.

- **Diseño y arquitectura.** El diseño y la arquitectura hospitalaria desempeñarán un papel clave en la habilitación de diversos aspectos de la atención médica, así como en la promoción de la salud y el bienestar del personal y los pacientes.

- **Planificación integral y multidimensional.** Los HDF pueden contribuir significativamente a mejorar el acceso y la calidad de la atención médica en países de altos ingresos pero también en aquellos de ingresos medios y bajos. Para lograrlo, se requiere una planificación e implementación integral y multidimensional.

En resumen, según el estudio, el hospital del futuro deberá responder principalmente a:

- **Envejecimiento.** Las necesidades de poblaciones envejecidas con problemas de salud complejos.

- **Atención integral.** Ofrecer una atención cada vez más sofisticada e integral entre los diferentes niveles de atención sanitaria.

- **Medicina de precisión.** Incorporar tecnologías como la inteligencia artificial (IA) para implementar una medicina de precisión.

- **Atención comunitaria.** Alinearse de la mejor posible con los avances en la atención comunitaria.

4. Diez consideraciones arquitectónicas para los hospitales del futuro

Los sistemas sanitarios del siglo XXI no pueden concebirse sin una aproximación interdisciplinar. Por ello, las políticas de planificación y remodelación urbana deben integrarse con las estrategias sanitarias. Asimismo, la construcción de los nuevos hospitales o la remodelación de los antiguos debe priorizar diseños arquitectónicos óptimos que garanticen el bienestar tanto de los futuros pacientes como del personal sanitario.

En *The Future Hospital in Global Health Systems: The Future Hospital as an Entity*[4] se describen de manera detallada las características arquitectónicas del hospital del futuro, resumidas en diez puntos clave:

1. Entornos terapéuticos.
2. Diseño centrado en el usuario.
3. Cambios en los perfiles de enfermedad.
4. Cambios demográficos.
5. Cambios tecnológicos.
6. Cambios en la prestación de servicios.
7. Efectos del cambio climático.
8. Renovaciones.
9. Resiliencia ante crisis.
10. Equidad en salud.

El diseño de los hospitales del futuro debe responder a múltiples desafíos. En primer lugar, se deben crear entornos terapéuticos que favorezcan la recuperación del paciente a través de iluminación natural, los materiales cálidos y acceso a espacios exteriores. El propio diseño arquitectónico, la calidad ambiental generada y la percepción cognitiva del espacio se transforman en herramientas de curación y salud en sí mismas.

Asimismo, el diseño centrado en el usuario debe considerar tanto la experiencia del paciente como tampoco debe olvidar el bienestar del personal sanitario.

Los nuevos hospitales o las remodelaciones de los existentes también deberán hacer frente a los cambios en los perfiles de enfermedad y el envejecimiento de la población. Estos cambios requerirán infraestructuras adaptadas a condiciones como la salud mental, la demencia y la multimorbilidad.

En el cuadro inferior sobre el Estudio *Global Burden of Disease* se profundiza en la transición epidemiológica a nivel global.

Además, la constante evolución tecnológica impacta la arquitectura hospitalaria, dando lugar a hospitales con espacios dedicados a IA y monitoreo remoto. También el diseño de los hospitales debe ser más humanizado, reduciendo los tiempos de recuperación de los pacientes.

En paralelo, la transformación de la prestación de servicios ha llevado a modelos como los hospitales sin camas y centros de excelencia especializados.

Además el cambio climático exige hospitales más sostenibles, con mayor eficiencia energética y digitalización. En este contexto, las renovaciones de estructuras existentes serán clave para optimizar recursos. Además, los hospitales deberán fortalecer su resiliencia ante crisis, garantizando autonomía operativa y planes de contingencia.

Por último, la equidad en salud sigue siendo un desafío global, lo que impulsa el desarrollo de hospitales móviles y colaboraciones internacionales para mejorar la infraestructura sanitaria en países de ingresos bajos y medianos.

Transición epidemiológica a nivel mundial

El *Estudio de la carga global de enfermedad* (*Global Burden of Disease*, GBD), liderado por el Institute for Health Metrics and Evaluation de Seattle, ofrece una visión detallada de la mortalidad y discapacidad causadas por diversas enfermedades y factores de riesgo a nivel mundial. Este estudio cuantifica la pérdida de salud en múltiples dimensiones, permitiendo a los sistemas sanitarios identificar y adaptarse a las tendencias cambiantes. Uno de los hallazgos más significativos del GBD es la transición epidemiológica observada en muchos países y no solo en los países de alta renta sino en la mayoría de ellos. A medida que las enfermedades infecciosas disminuyen, las enfermedades no transmisibles, como trastornos de salud mental, demencia y condiciones asociadas a la multimorbilidad, han emergido como causa principal de carga de enfermedad. Estos cambios demográficos y epidemiológicos subrayan la necesidad de infraestructuras sanitarias adaptadas a las nuevas realidades de salud. Es esencial diseñar y remodelar los centros sanitarios de forma acorde.

2
Hospitales en el mundo

Jordi Serrano-Pons

1. Experiencias tecnológicas de diez pacientes y sanitarios en hospitales de los cinco continentes

Todos podríamos ser un paciente llamado Klaus, Sarah, Amina o Jean, en Alemania, Estados Unidos, Etiopía, Haití, Nigeria, Japón... También podríamos ser un médico o una enfermera en Australia, India, el Reino Unido o España.

Si como pacientes tuviéramos la fortuna de ser atendidos por una médica o un enfermero en un hospital —no siempre es posible—, nuestra experiencia variaría enormemente según la región y nuestra situación económica.

A continuación, presentamos diez casos de pacientes y sanitarios que reflejan situaciones muy diversas en los más de 160 000 hospitales alrededor del mundo. Destacamos el importante papel que puede desempeñar la tecnología, siempre y cuando se cuente con recursos humanos adecuados.

Innovación en la lucha contra el cáncer en Alemania

«Soy Klaus, un hombre de 52 años, diagnosticado con un tipo de melanoma agresivo. En un hospital de Múnich, recibo un tratamiento totalmente experimental en fase 2 con vacunas de ARN mensajero totalmente personalizadas. El tratamiento mRNA-4157/V940 está siendo desarrollado por Moderna y Merck. En combinación con Keytruda (pembrolizumab), ha mostrado resultados prometedores en la fase 2 de ensayos clínicos[1]. Mi sistema inmunológico es reprogramado para atacar las células cancerosas. Se analiza primero el tumor del paciente; se identifican mutaciones y se diseña una vacuna ARNm que entrena al sistema inmune para atacar esas mutaciones. El ARN mensajero codifica proteínas (antígenos tumorales) que activan el sistema inmune».

En los HDF, las nuevas terapias individualizadas, resultantes de la investigación de la industria más avanzada, podrán dar esperanza a pacientes con pronósticos nefastos.

Tecnología frente a un colapso del personal en Estados Unidos

«Soy Sarah, de 74 años, acudo a un hospital en Nueva York con síntomas leves de neumonía. A pesar de la alta tecnología disponible, el hospital está saturado y con falta de personal por una crisis de enfermería. Espero horas antes de recibir atención. Tras dos días ingresada y con las constantes estables, me proponen continuar el tratamiento en casa. Un sistema de medicación intravenosa automática y una enfermera que viene a visitarme me han permitido estar con la familia. Me han dicho que se llama hospitalización domiciliaria».

La tecnología sola no es suficiente sin un personal sanitario mínimo y aunque la tecnología permite la hospitalización domiciliaria, no siempre será posible debido a las circunstancias socioeconómicas o clínicas o sociales de los pacientes.

Salud digital e inteligencia artificial en Rwanda

«Soy Amina, una joven madre en una zona rural de Rwanda. Mi hijo tiene una fiebre muy alta. Aunque no tengo un hospital cercano, he podido usar una aplicación de telemedicina habilitada con un sistema de triaje que utiliza IA. Una médica de un hospital ha revisado los síntomas y me ha recetado un tratamiento que llegará a un dispensario próximo en menos de 2 horas a través de un dron».

Desde 2016, Zipline usa un sistema de entrega médica mediante drones en colaboración con el Gobierno. Un estudio de 2023, publicado por la Wharton School, determinó que la entrega de sangre mediante Zipline redujo en un 51 % la mortalidad hospitalaria causada por hemorragia posparto[2].

Algunos países como Rwanda, donde los sistemas empezaron hace algunos años sin una herencia anterior, han podido implementar sistemas digitales y logísticos totalmente transformadores, lo que no es posible en países donde ya existía infraestructura y procesos anteriores.

Falta de atención hospitalaria por violencia en Haití

Rose es la madre de Jean de 4 años. Jean sufre de una infección respiratoria desde hace algunos días. Vive en Puerto Príncipe, Haití. Ayer, al oír disparos en la calle cerca del hospital público más cercano, no pudo llevar a su hijo a urgencias. Finalmente pudo llegar a un puesto de Médicos Sin Fronteras y gracias a un sistema innovador de triaje para neumonías, diagnosticaron a Jean de neumonía. MSF facilitó también el antibiótico. Es una gran suerte, aunque en otras ocasiones la falta de insumos esenciales conduce a tragedias evitables.

La violencia y la falta de insumos en múltiples países convierten a muchos hospitales en el mundo en puntos no accesibles. La tecnología y la voluntad de MSF pudieron solucionar este caso concreto.

Hospitales flotantes para zonas remotas en Brasil

Mariana es una niña de 7 años que vive en una comunidad indígena en la Amazonía brasileña. Una vez al mes un médico la visita en un hospital flotante. Esta embarcación equipada con tecnología médica avanzada viaja por el río para llevar atención a comunidades aisladas.

Hoy, un médico le ha diagnosticado una infección grave en la piel y le ha dado el tratamiento necesario, algo que de otra manera sería imposible conseguir en la región.

Los hospitales flotantes o los hospitales móviles están marcando la diferencia para miles de personas que, debido a su ubicación geográfica, no tendrían acceso a la atención médica.

Inteligencia artificial para la prevención de epidemias en India

«Soy Priya, tengo 35 años y trabajo como enfermera en un hospital de Pune, India asociado con el Indian Institute of Tropical Meteorology. Durante los últimos meses, hemos notado un aumento en los casos de dengue en nuestra comunidad. Gracias a un programa gubernamental que utiliza IA, estábamos preparados para predecir los picos de los brotes.

Investigadores del instituto descubrieron que temperaturas superiores a 27 °C, combinadas con lluvias moderadas y distribuidas de manera uniforme, y una humedad entre el 60 % y el 78 % durante el monzón, provocan aumentos en los casos y muertes por dengue»[3].

La combinación de tecnología e intervención temprana puede llegar a salvar vidas, reduciendo la propagación de enfermedades infecciosas en comunidades vulnerables.

Cirugía de alta tecnología y robots quirúrgicos en Japón

«Soy Kenji, tengo 68 años. En Tokio me realizaron una cirugía asistida por robots quirúrgicos, donde un cirujano especializado me operó con una precisión milimétrica sin abrir completamente mi pecho. Gracias a esta tecnología, la cirugía es mínimamente invasiva, reduciendo el riesgo de infección y recuperándome tres veces más rápido que con una cirugía tradicional. En 4 días, estoy de vuelta en casa, con un tratamiento personalizado basado en inteligencia artificial para monitorizar mi evolución a través de la voz».

La tecnología robótica y la utilización de IA con asistentes clínicos por voz ayuda a ganar tiempo de calidad asistencial a pacientes, sanitarios y disminuir reingresos.

Primer paciente en casa con un corazón artificial en Australia

«Soy un cirujano cardíaco en el St. Vincent's Hospital de Sídney y acabo de presenciar un hito en medicina. Mi paciente, tras una insuficiencia cardíaca terminal, recibió un corazón artificial BiVACOR, convirtiéndose en el primero en ser dado de alta con este dispositivo antes de recibir un trasplante definitivo[4]. Durante más de un mes, su cuerpo se adaptó a esta innovadora tecnología, permitiéndole recuperarse fuera del hospital. Finalmente, regresó para recibir su nuevo corazón y la cirugía fue un éxito. Hoy, se encuentra recuperación, abriendo la puerta a una nueva era en los trasplantes cardíacos».

Una nueva era tecnológica se cierne para los pacientes con insuficiencia cardiaca terminal gracias a los nuevos dispositivos bicamerales sin piezas móviles extra. Estos aumentaban el riesgo de mal funcionamiento.

Primer cirujano que vuelve a operar después de paraplejía en Reino Unido

El cirujano del NHS Mohammed Belal, tras quedar parapléjico en un accidente de bicicleta durante la pandemia, ha logrado volver a operar. Después de más de 1000 horas de rehabilitación regresó al Hospital Queen Elizabeth. Como especialista en neurourología, trata a pacientes con lesiones medulares similares a la suya. Gracias a una silla de ruedas eléctrica especial puede mantenerse en posición erguida y continuar operando[5], convirtiéndole en uno de los pocos cirujanos en el mundo que han vuelto a operar tras una parálisis.

La tecnología ha llevado la inclusión a niveles increíbles. El Dr. Mohammed Belal explica cómo ahora no solo trata a los pacientes, sino que los comprende en profundidad.

Telecirugía transcontinental a 8500 km entre Francia y China

El Dr. Alberto Breda, marcó un hito histórico en el marco de la reunión anual europea sobre cirugía robótica (ERUS) al realizar una cirugía en octubre del 2024 que consistía en la extirpación de un tumor de riñón mediante cirugía robótica en remoto practicada desde Burdeos (Francia) a más de 8000 km, en Pekín (China). Desde una sala controló, mediante una consola (Edge Robotics System), los brazos robóticos que intervinieron al paciente al otro lado del globo con un tiempo de retraso de 132 milisegundos gracias a la tecnología 5G[6].

El ritmo de la implantación de la telecirugía estará condicionada al desarrollo de las redes 5G y fibra óptica, debido al tiempo de latencia causado por la larga distancia, así como, a la sofisticación y ajuste de los diferentes sistemas robóticos.

2. Hospitales en el mundo

Según datos de la OMS[7] y otras fuentes, se estima que podría haber entre 160 000 y 170 000 hospitales en todo el mundo. Esta cifra incluye tanto hospitales públicos como privados pero su distribución y proporción varían según cada país.

En países como los de Europa occidental o Canadá, predominan los hospitales públicos integrados en sistemas de salud regionales, mientras que en países con sistemas más privatizados, como Estados Unidos, existe una fuerte dependencia de instituciones privadas. Por otro lado múltiples países de bajos ingresos enfrentan desafíos con escasos hospitales concentrados en áreas urbanas dejando desatendidas vastas zonas.

Si consideramos la población mundial actual, estimada en 8000 millones de personas (Naciones Unidas, 2024), al dividirla entre aproximadamente 165 000 hospitales, obtenemos que cada hospital debería atender en promedio a 47 059 personas. Todos sabemos, no obstante, que este cálculo no refleja la realidad, ya que la distribución de hospitales y recursos no es equitativa. En algunas regiones menos desarrolladas, una sola instalación puede servir a cientos de miles o millones de personas. En una conferencia sobre enfermedades desatendidas celebrada en la OMS en marzo del 2025, un dermatólogo de Papúa Nueva Guinea definía claramente cuál era la situación de la dermatología en su país: 3 dermatólogos repartidos entre dos hospitales de todo el país[8].

3. Condicionantes económicos y de desarrollo en los hospitales

La relación de las pacientes con los hospitales varía significativamente según el desarrollo y la renta de los países. Se pueden observar diferencias claras en cuanto a acceso, calidad de la atención, infraestructura y costos.

En los países de renta alta (Unión Europea, Canadá, Estados Unidos, Japón, Australia) la disponibilidad de hospitales y la calidad de la atención son muy altas. Los hospitales están bien equipados con tecnología y una amplia gama de especialidades médicas. En muchos de estos países, el acceso a la salud es mayoritariamente universal y financiado por sistemas públicos o seguros de salud. Sin embargo, en Estados Unidos, el acceso sigue siendo desigual debido a la dependencia de distintos tipos de seguros privados sin estar asegurada la cobertura universal.

En los países de renta media (Brasil, México, India, China, Sudáfrica) la atención hospitalaria es mixta. Existen hospitales públicos que suelen estar saturados y hospitales privados con mejores condiciones pero con costos elevados. La desigualdad entre zonas urbanas y rurales es importante. Está en auge la telemedicina como una solución para la atención en zonas remotas.

En los países de renta baja (Haití, Etiopía, Afganistán, Sudán del Sur) los hospitales suelen ser escasos y dependen en gran parte de la ayuda humanitaria. La infraestructura es limitada, con falta de insumos médicos y profesionales. Muchas personas no pueden costear la atención hospitalaria, por lo que recurren a la medicina tradicional o a clínicas comunitarias. En múltiples casos, por no decir la mayoría, los tratamientos tienen que ser pagados por los pacientes.

El HDF adaptado a cada región

En general, la relación de la población con los hospitales está evolucionando. Mientras en los países de alta renta se intenta promover la atención domiciliaria y los cuidados paliativos fuera del hospital, en los países de bajos ingresos la lucha sigue siendo el acceso básico a una atención médica que no siempre signifique rascarse el bolsillo.

A medida que se avance en la implementación de la tecnología, se podría reducir la dependencia de los hospitales tal y como los entendemos hoy en día. La implementación a gran escala de tecnologías como la inteligencia artificial, la telemedicina, la monitorización junto a nuevos modelos de atención sanitaria (descentralización) podrían ayudar a satisfacer de una manera más eficiente las necesidades distintas de las diferentes poblaciones.

4. Desigualdades locales, regionales y globales

Uno de los retos más evidentes en 2024 es la desigualdad en la distribución y capacidad hospitalaria, tanto a nivel local como regional y global. Si analizamos los datos del *Index Mundi*[9], observamos que países como Japón cuentan con más de 12.9 camas hospitalarias por cada 1000 habitantes; Alemania con 8, Francia con 6, y España e Italia con aproximadamente 3 camas. Por el contrario, en regiones como el África Subsahariana, el promedio es inferior a 1. Países como Tanzania y Sudán cuentan con solo 0.7 y los que se encuentran en los últimos puestos del listado son Níger (0.4), Nepal (0.3), Guinea (0.3), Etiopía (0.3), Senegal (0.3), Madagascar (0.2) y Mali (0.1). La excepción parece ser Gabón con una cifra de 6 camas, cifra parecida a la del país que le ha estado haciendo de metrópoli durante decenios, Francia.

El número óptimo de camas hospitalarias, que ha ido disminuyendo en las últimas décadas, varía significativamente entre países, ya que depende de múltiples factores como la estructura demográfica, la carga de enfermedades y el sistema de salud. Lo que puede ser un número suficiente de camas en un país, puede resultar insuficiente en otro.

En los cuidados intensivos, la brecha es más pronunciada. En 2020, muchos países de ingresos bajos disponían de entre 0 y 21.3 camas de cuidados intensivos por cada 100 000 habitantes, mientras que en los países de renta alta esa cifra oscilaba entre 0 y 59.5[9].

Las causas de las desigualdades en las infraestructuras hospitalarias son múltiples y van desde diferencias en la inversión en salud pública, la desigualdad distributiva en determinados países, la falta de incentivos para los profesionales y la falta de financiación y dependencia de ayuda externa en determinados casos.

En determinados países, un hospital general de gran envergadura asume prácticamente la responsabilidad de atender a toda la población nacional. Un ejemplo evidente es el Hospital Central de Malabo, en Guinea Ecuatorial, que atiende a una proporción significativa de la población con escasos recursos, convirtiéndose en el pilar del sistema sanitario del país.

En muchos países de renta baja existe una preocupante paradoja: mientras millones de personas carecen de acceso a servicios hospitalarios básicos, existen hospitales exclusivos que solo prestan atención a sectores de alto poder adquisitivo.

Ejemplos de desigualdades en infraestructuras hospitalarias:

- Hospital Central de Malabo (Guinea Ecuatorial). Principal hospital del país que atiende a una gran parte de la población, ya que existen pocas instalaciones médicas especializadas fuera de la capital.

- India. Aunque el país cuenta con hospitales de vanguardia en ciudades como Nueva Delhi y Mumbai, hay regiones rurales donde los hospitales son insuficientes y la atención médica escasa.

- Brasil. En grandes ciudades como São Paulo hay hospitales de nivel internacional, mientras que en la Amazonía, muchas comunidades dependen de hospitales flotantes o telemedicina para recibir atención.

- Estados Unidos. Existen grandes desigualdades en el acceso a hospitales entre estados y entre zonas urbanas y rurales.

5. Soluciones innovadoras para las desigualdades

Las desigualdades que hemos descrito pueden convertirse en oportunidades si se aprovechan las tecnologías innovadoras, algunas altamente novedosas y sofisticadas (LLM) y otras accesibles desde hace años (telemedicina).

En algunos campos, la implementación de estas tecnologías parece una obligación. Pongamos como ejemplo, los cuidados intensivos, donde la brecha es especialmente preocupante: al menos 96 países tienen menos de 5 camas de cuidados intensivos por cada 100 000 habitantes[7], y la mayoría de estas camas se concentran en grandes zonas urbanas, dificultando el acceso en áreas rurales o remotas. Esta inequidad territorial impacta directamente en la supervivencia.

Evoluciones de la telemedicina

En la edición de febrero de 2025 del *Boletín de la OMS*, se presentó una experiencia innovadora bajo el título *Peer-to-peer tele-consultative services for critical care, Afghanistan, Kenya, Pakistan, United Republic of Tanzania*[10]. El artículo describe el modelo de *Telecuidados Intensivos* (*Tele-Intensive Care*), una solución tecnológica que conecta a médicos expertos en cuidados críticos con profesionales de la salud en zonas remotas, a través de sistemas de videoconferencia y plataformas seguras de consulta clínica. Aunque este tipo de tecnología históricamente ha sido más frecuente en países de renta alta para atender territorios internos con limitaciones, su aplicación en entornos de bajos recursos ha demostrado un enorme potencial transformador.

Durante la pandemia de COVID-19, las deficiencias estructurales en cuidados intensivos en muchos países de ingresos bajos y medianos limitaron gravemente su capacidad de respuesta ante la oleada de pacientes en estado crítico. Con el objetivo de cerrar esta brecha, la Universidad Aga Khan desarrolló e implementó una unidad de cuidados intensivos por telemedicina, permitiendo el soporte clínico especializado en lugares donde la presencia física de intensivistas era inviable[10.]

Sistemas de triaje con inteligencia artificial

Múltiples sistemas de IA podrían llegar a optimizar los recursos o la falta de recursos hospitalarios al clasificar pacientes según un sistema de triaje en urgencias y reducir los posibles tiempos de espera o derivar a los pacientes a niveles de asistencia o lugares más adecuados.

- Sistemas predictivos de triaje. El sistema de triaje con *machine learning* llamado KATE alcanzó una precisión del 75.9 %, frente al 59.8 % obtenido por las enfermeras. Esto representa una mejora de un poco más del 25 % en la precisión, mostrando cómo la IA puede apoyar decisiones críticas en el triaje clínico[11].

- IA conversacional y modelos de lenguaje. Un estudio del 2024 evaluó el uso de ChatGPT como herramienta de triaje clínico, obteniendo una concordancia del 76.6 % con el índice ESI, y una especificidad del 95 % en niveles 1 y 2[12].

- Plataformas comerciales de triaje digital. Medbrain ha llegado a acuerdos con los Gobiernos regionales de Etiopía y Nigeria[13]. Mediktor se ha utilizado como sistema auxiliar al triaje humano y de derivación inversa, mejorando la eficiencia en el flujo de pacientes[14]. Infermedica, plataforma de triaje basada en IA probabilística, ha sido adoptada por varios servicios de salud nacionales, como Healthdirect Australia, logrando reducir en un 33 % las derivaciones innecesarias[15]. Ada Health también ha demostrado su capacidad para aumentar la precisión diagnóstica clínica del 80.9 % al 87.3 % cuando se utiliza como herramienta de apoyo en urgencias[16].

Escalando el hospital con LLM. De Canadá a China

En la provincia de Saskatchewan, en Canadá, se está construyendo un *hub* de salud virtual Virtual Health Hub[16] para la población indígena de la provincia, que hasta hace muy poco era aerotransportada en helicóptero a la capital por problemas de salud menores.

Virtual Health Hub combinará tecnologías de atención virtual de última generación, IA y sistemas robóticos con equipos de salud locales. Los pacientes serán evaluados y recibirán atención en tiempo real dentro de sus propias comunidades y de manera completamente virtual. El proyecto abrirá en 2026[17].

Esta mejora en un país tan extenso y tan poco poblado como Canadá es fantástica, pero cómo escalar la atención virtual a regiones más grandes.

En China, nuevos modelos de LLM han podido desarrollar un hospital virtual que podría dar servicio a centeneras de millones de ciudadanos. Desarrollado por investigadores del Instituto para la Investigación de la Industria de la IA (AIR) de la Universidad Tsinghua simula el ciclo completo del proceso de atención hospitalaria en el mundo real, desde la aparición de la enfermedad hasta el seguimiento posterior. El instituto afirma que se trata del primer concepto de este tipo a nivel mundial y lo llaman hospital agente[18].

Todos los actores virtuales del hospital agente, incluidos pacientes, enfermeras y médicos, son generados mediante un modelo de lenguaje de gran escala (LLM). Estos personajes de IA representarán a personas reales una vez que el sistema se lance al público, previsto para la primera mitad de 2025. Un piloto público, que será llevado a cabo por Tairex, una *startup* derivada del instituto AIR, siendo ya operativo en 2025.

Los investigadores propusieron un método de diseño llamado MedAgent-Zero, que permite a los médicos de IA aprender y mejorar de forma continua, logrando precisión en tareas clínicas mediante la interacción con pacientes, la revisión de literatura médica y la acumulación de experiencia a partir del manejo de casos tanto exitosos como fallidos. Los resultados mostraron que, a través de este método innovador, los médicos de IA alcanzaron una precisión del 88 % en exámenes, 95.6 % en diagnósticos y 77.6 % en tratamientos. El agente médico podría ser capaz de completar el diagnóstico y tratamiento de decenas de miles de pacientes en muy pocos días[18].

De las clínicas con camellos a salas de urgencias móviles

En Kenia hay regiones donde ni siquiera los vehículos todoterreno pueden desplazarse con facilidad y la asistencia sanitaria se realiza con unidades móviles de salud utilizando camellos. Las llamadas clínicas con camellos viajan a comunidades con una necesidad urgente de servicios sanitarios para tratar tanto enfermedades comunes (malaria, diarrea), como casos de violencia sexual[19].

Este ejemplo de querer llegar a todos los rincones es el que ha movido a Siemens Healthineers, el gigante del diagnóstico, a innovar en proyectos sobre movilidad diagnóstica preguntándose si se podría equipar las clínicas móviles con la tecnología más avanzada, para ofrecer el tipo de atención integral a pacientes en cualquier rincón del planeta durante situaciones de desastre o pandemias?[20]. ¿Se podrían proporcionar dos clínicas móviles, con equipos y funciones diferentes, conformando una única sala de urgencias en el lugar con la mayoría de las capacidades de una instalación física tradicional?

Un proyecto nacido en Japón con este objetivo respondió a cuatro objetivos[20]:

1. Medicina en situaciones de desastre.

2. Respuesta ante enfermedades infecciosas.

3. Atención domiciliaria y comunitaria.

4. Superación de la brecha entre zonas rurales y urbanas.

Con miles de islas y numerosos territorios apartados, Japón representa un desafío para los proveedores de salud, que deben encontrar formas de garantizar la atención en esas regiones.

El proyecto bautizado como Medical-ConneX ha creado, un hospital en movimiento de 8.5 metros y 10.9 toneladas, equipado con una amplia gama de dispositivos, sistemas y tecnológicos entre ellos, un escáner CT con IA para posprocesamiento automático, el analizador de química clínica e inmunoensayo, un sistema de hematología, un dispositivo de ultrasonido, un monitor de cabecera y un desfibrilador[19]. El equipo adicional añade un generador eléctrico, tres sistemas portátiles para análisis de sangre, pruebas PCR, dos centrífugas de mesa, analizador de coagulación sanguínea y dos refrigeradores para reactivos.

Gráfico 2.1 Ejemplo de funcionamiento de Medical-ConneX

Vehículo para examen y prueba de
laboratorio
Longitud: 12 m
Peso bruto: 20 toneladas

Vehículo para suministro de energía
Longitud: 8.5 m
Peso bruto: 10.9 toneladas

- Tomógrafo computarizado con solución de IA para posprocesamiento automático
- Analizador de química clínica e inmunoanálisis
- Sistema de hematología
- Dispositivo de ultrasonido
- Monitor al lado de la cama
- Desfibrilador

- Generador de energía
- Dispositivo de ultrasonido
- Tres sistemas portátiles e inalámbricos de análisis de sangre
- Equipo simple de prueba PCR para COVID-19
- Dos centrífugas de sobremesa
- Analizador de coagulación sanguínea
- Dos refrigeradores para reactivos

Fuente: Siemens Healthineers.

Este tipo de innovaciones demuestra que la tecnología —en particular la telemedicina, la IA aplicada al triaje y ahora LLM aplicadas al proceso de atención hospitalaria y las tecnologías móviles— pueden ser una herramienta para reducir desigualdades.

Tecnologías ya consolidadas que podrían convertirse bien utilizadas en el motor para facilitar el acceso a cuidados críticos y mejorar los resultados en salud de millones de personas en todo el mundo.

Estrategias educativas

Es importante recordar que todas estas innovaciones deben ser implementadas siempre en consonancia con otras estrategias educativas, tales como educación en promoción de la salud a la población o educación especializada a los sanitarios que abarquen objetivos de salud a largo término.

Los esfuerzos no deben ser solamente focalizados en tecnología. Una parte muy importante de estos esfuerzos debería ser invertidos en los recursos humanos que manejarán esta tecnología del futuro.

6. Cobertura sanitaria. ¿Acceso para todos?

Al hablar de los diferentes tipos de hospitales según el nivel de renta y desarrollo de los países, hemos hablado sobre conceptos muy extendidos en el debate sobre la equidad en la atención médica. Entre ellos, uno de los más recurrentes es Cobertura Sanitaria Universal (CSU), conocida en inglés como *Universal Health Coverage* (UHC). Pero ¿qué significa realmente esta promesa de acceso global a la salud?

Según la OMS, la CSU se define como la garantía de que todas las personas puedan acceder a los servicios de salud de calidad que necesiten, cuando y donde los necesiten, sin sufrir dificultades económicas por ello[21].

La cobertura sanitaria universal busca garantizar que el acceso a la salud no dependa de la capacidad económica de cada individuo, promoviendo equidad en la atención médica a nivel global. En la práctica, la cobertura sanitaria universal varía significativamente entre países y regiones. No se trata solamente de que los gobiernos declaren que el acceso a la salud es un derecho, sino de la capacidad real del sistema para responder.

Cobertura sanitaria universal versus cobertura efectiva. Una realidad desigual

El concepto de CSU es poderoso, pero también plantea una pregunta fundamental: ¿tener acceso a la atención médica es suficiente si la calidad y la rapidez del servicio no son adecuadas? Un sistema de salud puede prometer cobertura, pero si, por ejemplo, los hospitales están colapsados o los tratamientos no están disponibles, el derecho a la salud queda comprometido. Así pues, el acceso no es equivalente a disponibilidad en muchos casos. La

CSU debería garantizar no solo el acceso, sino también la rapidez y calidad en la respuesta sanitaria. La cobertura no siempre es equivalente a una atención efectiva.

En 2024, solo 72 entre 195 países han implementado algún tipo de CSU. Esto implica que, en teoría, alrededor del 69 % de la población mundial tiene acceso a servicios de salud sin enfrentar un impacto económico significativo. Sin embargo, la realidad no es tan bonita, ya que este acceso no siempre es homogéneo: los tiempos de espera, la formación de los recursos humanos sanitarios, la calidad de los tratamientos y la disponibilidad de tecnologías varían ampliamente según el país y la financiación empleada.

Europa, el estándar de referencia

En Europa, la mayoría de los países han logrado establecer sistemas de salud accesibles para toda su población, aunque con diferencias en la gestión y financiación. Francia, Alemania, Reino Unido y España representan algunos de los modelos más consolidados, con cobertura sanitaria amplia y mecanismos de protección contra el gasto sanitario excesivo. Podríamos decir que el acceso a la CSU está garantizado en Europa, pero con distintos matices.

En España y el Reino Unido, el sistema predominante es público y financiado por impuestos, lo que asegura el acceso gratuito, pero puede generar listas de espera largas en comparación con otros modelos mixtos complementarios[22]. Por el contrario, en países como Francia y Alemania, la financiación proviene de una combinación de impuestos y cotizaciones a la SS, con un fuerte sector privado complementario[23].

La atención a la salud constituye uno de los principales instrumentos de las políticas redistributivas de la renta entre los ciudadanos españoles ya que cada persona aporta impuestos en función de su capacidad económica y recibe servicios sanitarios en función de sus necesidades[24].

América Latina: avances con desafíos

Países como Brasil, Argentina y Chile han adoptado modelos de salud pública con aspiraciones de universalidad. No obstante, la fragmentación y la desigualdad socioeconómica siguen siendo desafíos estructurales con índices de Gini[25] cercano al 1 (Índice de Gini: medida de la desigualdad de los ingresos en una población) indicando una desigualdad extraordinaria.

Brasil, con su Sistema Único de Salud (SUS), ha logrado una cobertura amplia, pero enfrenta problemas de financiación y calidad desigual entre regiones. Argentina y Chile han implementado esquemas mixtos con sistemas públicos robustos y seguros privados complementarios, aunque la accesibilidad puede variar en función del nivel socioeconómico[26].

Asia y potencias emergentes: un acceso con matices

En teoría, países de gran relevancia estratégica como China, India, Rusia y Japón han desarrollado esquemas de CSU, pero en la práctica, la calidad y velocidad del acceso varían enormemente: Japón tiene uno de los sistemas más eficientes y accesibles, con cobertura total y tiempos de espera reducidos[27]. No obstante, la falta de un sistema de atención primaria estructurado está generando tensiones a un sistema con la población más envejecida del mundo. China e India han realizado avances en cobertura, pero la distribución geográfica y la disponibilidad de médicos especializados siguen siendo retos cruciales[28]. Rusia ofrece CSU a través de su sistema público, aunque la infraestructura y los tiempos de espera son desiguales.

En el artículo del *Lancet Global Health*, «The challenging road to universal health coverage»[29] se describe de forma muy explícita el estado de la CSU a nivel global desde el 2015, estimándose un déficit de financiamiento de más de 4 billones de dólares anuales para lograr la CSU.

Países sin cobertura sanitaria universal

El resto de la población mundial o, lo que es lo mismo, el 31 % de la población[28] carece claramente de asistencia sanitaria universal y el acceso a la atención médica depende en mayor o menor medida de su capacidad financiera individual. Esta población se encuentra mayoritariamente en los países de África, América Central y de Oriente Medio con la siempre significativa excepción de Estados Unidos, que pertenece al grupo de 38 países, la OCDE pero es el único que no proporciona a sus ciudadanos CSU.

Según los datos del censo de Estados Unidos[30] en 2023, la mayoría de las personas, un 92.0 % o 305.2 millones, contaban con seguro de salud, ya sea durante todo o parte del año. Son cifras importantes, pero también significa que casi 25 millones de estadounidenses no tienen ningún tipo de seguro de salud y continúan de esta manera sin cobertura sanitaria de ningún tipo.

El Gobierno ha implementado programas estratégicos durante los últimos decenios para cubrir parte de la cobertura como Medicaid y Medicare, pero no ofrecen una CSU para todos los ciudadanos según los estándares definidos. Durante la presidencia entre 2008 y 2016 estos programas se reforzaron en beneficio de una población con bajos recursos, pero estos programas podrían sufrir recortes importantes.

3
Enfrentando diez desafíos

Jordi Serrano-Pons y Oriol Yuguero

1. Un sistema bajo máxima presión

Los sistemas hospitalarios de todo el mundo enfrentan una serie de desafíos complejos que ponen a prueba su capacidad de adaptación. Algunos de estos desafíos han estado presentes durante décadas, cronificándose con el tiempo y adquiriendo mayor complejidad. Otros, en cambio, son amenazas emergentes que han surgido como consecuencia del cambio climático, el envejecimiento de la población y el avance —o tal vez, la falta de avance— de la sociedad industrial.

Entre todos estos desafíos que aquejan a los hospitales, hemos elegido diez, hay más obviamente, que a la vez se podrían ubicar en dos grandes categorías.

- Desafíos estructurales y operativos que incluyen problemáticas de largo tiempo de evolución como:

  1. Falta de personal sanitario

  2. *Burnout* y agotamiento del personal existente

  3. Limitaciones económicas y restricciones presupuestarias

  4. El rol subestimado del paciente.

  5. Largas listas de espera.

  6. Baja colaboración interhospitalaria.

  7. Escasa integración con los sistemas de atención primaria y las políticas públicas de prevención.

- Nuevos desafíos del siglo XXI que cobran relevancia en los últimos años y redefinen parte de la gestión hospitalaria:

  8. El envejecimiento de la población.

  9. La resistencia antimicrobiana.

  10. El impacto medioambiental de los hospitales.

Es importante tener en cuenta que estos desafíos no pueden abordarse de forma aislada, ya que están estrechamente conectados: la falta de personal repercute en la calidad de la atención diaria e incrementa los niveles de *burnout*, fomentando la escasez de personal; el envejecimiento implica un aumento en la demanda de servicios médicos y ejerce una presión adicional sobre los recursos.

Por otro lado, desafíos emergentes como los efectos del cambio climático y la resistencia antimicrobiana requieren estrategias innovadoras de adaptación y de prevención. Ambos fenómenos son característicos de una nueva era, el Antropoceno[1], donde la actividad humana ha alcanzado un umbral productor de impacto significativo en la salud de los ecosistemas del planeta.

Estos nuevos desafíos marcarán la agenda en un grado más o menos importante de los gestores sanitarios.

Existen otros desafíos relevantes que no se abordan en este listado, pero hemos decidido centrarnos en estos para explorar las estrategias y las soluciones innovadoras que puedan dar respuesta.

Los hospitales del futuro (HDF) deberán enfrentar estos desafíos para garantizar no solo una medicina más eficiente y equitativa, sino también más sostenible y resiliente ante las crisis locales, regionales y globales.

Falta de personal sanitario

El doctor Emmanuel, un médico internista de un hospital en una ciudad de Nigeria, llega a su turno de noche con tan solo otro compañero en Urgencias para atender a más de 150 pacientes. Una mujer con una crisis hipertensiva, un niño con malaria grave y un hombre con un trauma craneal tras un accidente de tráfico compiten por su atención. No hay suficiente personal de enfermería y muchos de los equipos médicos están en mal estado. Emmanuel trabaja sin descanso durante más de 16 horas y al terminar su turno la sala está aún más llena.

La escasez de profesionales de la salud es una de las principales preocupaciones de los gestores sanitarios a nivel mundial. A pesar de los esfuerzos por aumentar la formación y la contratación, la demanda de forma incremental supera a la oferta, afectando a la calidad de la atención.

En múltiples casos, muchos gestores tienen que gastar demasiado tiempo en intentar convencer a sanitarios, produciendo daños colaterales en hospitales vecinos o no tan vecinos. Gestores que acaban viendo al hospital de al lado como un competidor feroz en relación con la contratación del personal.

Durante 16 años, la principal preocupación de los gestores de los hospitales de Estados Unidos según la encuesta del American College of HealthCare Executives (ACHE), fueron las dificultades financieras, no obstante, a partir del 2021, la primera posición ha sido copada por desafíos de la fuerza laboral[2].

Dos de los colectivos entre de sanitarios que padecen de forma importante este desafío son el colectivo de patólogos y el colectivo de enfermería.

Patólogos

El caso de los patólogos es muy paradigmático porque a su escasez se le une una distribución desigual a nivel mundial.

Según un estudio realizado por el Dr. Andrey Bychkov[3] y resumido por la analista experta Margarita Collangelo[4], actualmente, hay poco más de 102 000 patólogos distribuidos en más de 130 países en todo el mundo pero existen grandes disparidades entre regiones. Sorprendentemente dos tercios de los patólogos en todo el mundo se concentran en tan solo 10 países.

Mientras que algunas regiones cuentan con decenas de miles de patólogos, otras tienen muy pocos por no decir casi ningún profesional. Con posterioridad la revista *Pathologist Magazine* mapeó estos datos. Con solo 102 000 patólogos respecto a 13.2 millones de médicos, el patólogo es una *rara avis* dentro del colectivo, un patólogo por cada 125 médicos. Europa tiene una escasez moderada de patólogos, con 26 patólogos por millón de habitantes de media. Un informe muy relevante del Royal College of Pathologists[5] en el Reino Unido, ya describía en el 2018 como la escasez de patólogos había provocado retrasos en el diagnóstico de varias patologías y entre ellas de forma alarmante, el cáncer.

El aumento de la carga de trabajo junto con la escasez de patólogos podría tener un impacto muy negativo en la atención durante los próximos años en todos los sistemas sanitarios del mundo.

Enfermería

El personal de enfermería desempeña un papel fundamental en los sistemas de salud, siendo el actor clave en la provisión de cuidados a los pacientes[6].

En la actualidad, hay aproximadamente 29 millones de enfermeras en el mundo y 2.2 millones de matronas. La OMS estima una escasez de 4.5 millones de enfermeras y 0.31 millones de matronas para el año 2030[7]. En España, el ratio de enfermeras por cada 1000 habitantes es de 6.3, muy por debajo de la media europea.

Además de la escasez de personal, la carga de trabajo y el impacto de la pandemia de COVID-19 exacerbaron la crisis. Una encuesta en Estados Unidos realizada en otoño de 2021 a más de 2200 profesionales registrados reveló que la presión generada por la pandemia, junto con las actuales prácticas de personal, llevó a la mayoría a considerar abandonar la profesión, ya sea parcialmente o, en la mayoría de los casos, por completo[8].

En Japón, durante los últimos años, se ha acentuado la falta de personal de enfermería local, y aunque el país ha abierto durante algunos años su restrictivo mercado laboral japonés a enfermeras de otros países asiáticos[9], no logra captar el suficiente número de profesionales enfermeras estables para las necesidades de una población muy envejecida.

2. *Burnout* del personal existente

Sara es una enfermera que trabaja en cuidados intensivos de un hospital en la costa este estadounidense. Durante los últimos 21 días, ha trabajado 15 en la UCI. La falta de personal y el incremento de pacientes poscovid han aumentado la carga laboral. La noche anterior fallecieron dos pacientes en un solo turno. Al llegar a casa, tiene ataques de ansiedad y un agotamiento que la hace dudar de su vocación. Aunque ama su trabajo, no recuerda la última vez que tuvo un día libre. Sara piensa en renunciar.

El agotamiento extremo y el estrés laboral son problemas generalizado entre los trabajadores de la salud desde hace años. Las jornadas extenuantes, la presión constante, la sobrecarga de pacientes y la falta de recursos han provocado que un gran número de profesionales experimenten fatiga física, emocional y psicológica. De hecho, tras la pandemia del SARS-CoV2, el *burnout* de los profesionales sanitarios se ha visto como un problema de salud mundial[10].

La OMS describe en su página web[11]: «Altos niveles de estrés, agotamiento, ausencias en el trabajo y huelgas que afectan al personal de salud y atención son un síntoma del estado actual de los sistemas de salud». Al menos una cuarta parte de sanitarios reportaron síntomas de ansiedad, depresión y agotamiento entre enero de 2020 y abril de 2022.

Desde 2022, no se han observado reducciones significativas en estos porcentajes[12] y lo que es peor es que los impactos del *burnout* van más allá del entorno laboral, ya que los profesionales de la salud que lo presentan tienen un mayor riesgo de padecer enfermedades cardiovasculares[13], ideas suicidas[14], trastornos por consumo de sustancias[15], estrés no controlado[16], accidentes de tráfico[17] y una disminución en la calidad de vida[18]. La comparación entre 2016 y 2021 muestra que los profesionales reportaron un incremento del *burnout*, debido sobre todo al agotamiento emocional, una de las tres dimensiones del síndrome[19].

Principales causas del *burnout* en el personal sanitario

La sobrecarga asistencial y la falta de autonomía para ejercer la profesión sanitaria de la mejor manera son las principales causas de *burnout*. La retribución económica es importante, pero no es un elemento fundamental en los grupos profesionales analizados hasta ahora[19]. Otras causas relevantes que pueden contribuir son: condiciones laborales estresantes con turnos prolongados y contratos de corta duración; falta de apoyo emocional y psicológico; administración desmesurada con exceso de tareas burocráticas que reducen el tiempo de atención a los pacientes; falta de reconocimiento del esfuerzo profesional; uso ineficiente de la tecnología que incrementa la carga de trabajo en lugar de reducirla.

Posibles consecuencias del *burnout*

- Afectación física y mental.

- Disminución en la calidad del servicio y posible aumento de errores médicos[20].

- Aumento de rotación del personal y dificultades para retener talento[21].

- Aumento del ausentismo con posibles bajas laborales más prolongadas.

- Menor productividad y posible menor satisfacción laboral.

- Deterioro en la relación sanitario-paciente con agotamiento emocional y situaciones que deterioran la relación asistencial[21].

3. Limitaciones económicas y restricciones presupuestaria

El Dr. XY, cirujano en un hospital X de un país LIMC, tiene que cancelar cirugías porque faltan insumos básicos. El presupuesto del hospital fue recortado un 30 % y ya no pueden comprar equipos modernos o mantenerlos. La sala de quirófano sigue con las mismas máquinas desde hace 12 años, mientras que la lista de espera para cirugías crece. Sus pacientes siguen esperando, pero no puede operar sin los recursos adecuados.

La mayoría de los hospitales depende de fuentes de financiación limitadas o monolíticas, lo que limita su capacidad para brindar un servicio adecuado, expandir sus operaciones o implementar procesos de innovación.

La dependencia exclusiva de un único tipo de financiamiento, ya sea a través de fondos gubernamentales, seguros de salud o donaciones privadas, compromete gravemente la sostenibilidad financiera de muchos hospitales. Esta situación dificulta no solo la preservación y la mejora continua de los servicios médicos, sino también la adopción de nuevas tecnologías y modelos de atención más evolucionados.

Consecuencias de una única fuente de ingresos[22, 23]

- Limitaciones en el crecimiento, no poseer una diversificación financiera impide la inversión en infraestructura y tecnología.

- Impacto en la calidad del servicio con una inestabilidad económica que puede estimular la reducción de personal y servicios médicos.

- Rigidez presupuestaria que limita la capacidad de respuesta ante emergencias y crisis sanitarias.

- Falta de incentivos para la innovación con priorización de la operación diaria en lugar de mejorar procesos y nuevas tecnologías.

- Excesiva dependencia, si la financiación de los hospitales proviene mayoritariamente del Gobierno, son vulnerables a recortes presupuestarios.

- Incertidumbre económica y crisis globales, ante crisis financieras o conflictos internacionales.

- Dependencia de modelos de financiación tradicionales que incrementa la dependencia de modelos de pago por servicio, lo que incentiva el volumen en lugar de la calidad asistencial.

A pesar de una creciente demanda, muchos hospitales en países con todo tipo de rentas no tienen los recursos suficientes o llegan muy limitados para implementar las actividades básicas. Estos hospitales no pueden concentrarse en tareas de futuro como ampliar su infraestructura, actualizar equipos o contratar más personal.

Esta falta de una inversión en la infraestructura hospitalaria y la tecnología médica limita la capacidad para adaptarse a las necesidades emergentes. Es por este motivo que el futuro de los hospitales dependerá de su capacidad para diversificar y optimizar sus ingresos.

La transformación del modelo de financiamiento hospitalario es fundamental para garantizar la viabilidad del sistema de salud en los próximos años. Adoptar enfoques innovadores y diversificadores en la financiación es una obligación para los hospitales del futuro (HDF), permitiendo superar los desafíos económicos y concentrarse en su transformación.

4. El rol subestimado del paciente

Patricia es una paciente con episodios de migraña crónica que la han incapacitado temporalmente en muchos momentos de su larga trayectoria profesional. Hace más de un año ha creado una fundación, la Fundación Visible, para dar apoyo a aquellos grupos de pacientes que padecen enfermedades invisibles y mal representadas en los procesos sanitarios y donde la innovación es más difícil de llevar.

Históricamente, los sistemas de salud han sido diseñados desde una perspectiva en la que el paciente es visto como receptor pasivo de la atención médica. La evolución del concepto de salud y el avance de los derechos de los pacientes han puesto en evidencia la necesidad de un cambio de paradigma: el paciente debe ocupar un rol más activo en la toma de decisiones sobre su propia salud y en la gestión del sistema sanitario.

No obstante, a pesar de los avances en bioética, participación ciudadana y medicina personalizada, la integración del paciente en los sistemas sanitarios sigue siendo bastante insuficiente.

Causas principales del rol subestimado del paciente[24, 25]:

- **Falta de educación sanitaria y acceso a información.** Muchos pacientes carecen del conocimiento necesario para comprender su estado de salud y las opciones terapéuticas disponibles, lo que limita su capacidad de tomar decisiones informadas.

- **Baja participación en la toma de decisiones clínicas.** A pesar del concepto de toma de decisiones compartida, en la práctica muchos pacientes aún no tienen voz en la elección.

- **Dificultades en la navegación del sistema y barreras en comunicación.** Barreras burocráticas, desconocimiento de los procesos y falta de capacidades en la comunicación.

- **Falta de representación en políticas de salud.** Las decisiones estratégicas y regulatorias rara vez cuentan con la participación de los pacientes o sus asociaciones, lo que perpetúa un modelo mucho más centrado en los proveedores de salud que en la de los pacientes

En el capítulo 8 profundizamos de forma importante en el rol de los pacientes en los sistemas sanitarios y hospitales.

5. Largas listas de espera

El Dr. X, cirujano ortopédico en un hospital X, recibe la llamada desesperada de un paciente con artrosis severa. Lleva dos años esperando una prótesis de cadera, pero sigue sin fecha para la cirugía. El Dr. X revisa la lista de espera y ve todavía centenares de pacientes en la misma situación. El hospital simplemente no tiene suficientes quirófanos ni personal para atender la demanda. Muchos pacientes terminan pagando tratamientos privados, pero otros siguen sufriendo dolor crónico sin solución.

La mayoría de los hospitales públicos en la mayoría de los sistemas sanitarios del mundo están abrumados por el volumen de pacientes, lo que da lugar a largas listas de espera y, en muchos casos, a un acceso limitado a una atención de calidad. En muchos países, tanto de altos como de bajos ingresos, las largas listas de espera para recibir atención médica hospitalaria se han convertido en un desafío crítico afectando la eficiencia del sistema y el bienestar de los pacientes.

Este problema se va a ir agravando con el tiempo en muchos hospitales debido a múltiples factores como el crecimiento y el envejecimiento demográfico, la escasez de personal y la falta de inversión.

La multifactorialidad de los elementos que generan listas de espera depende en gran medida de cada sistema de salud; por ello, los factores que las originan pueden ser muy diversos[26].

- **Aumento de la demanda de servicios de salud.** El envejecimiento de la población incrementa la prevalencia de enfermedades crónicas, generando más atención sanitaria.

- **Falta de personal sanitario.** La escasez de enfermeros, médicos y personal técnico especializado reduce la capacidad de los hospitales para atender eficientemente. El *burnout* y las condiciones laborales precarias agravan el problema, con muchos profesionales abandonando el sector.

- **Infraestructura y capacidad hospitalaria insuficiente.** En muchos hospitales, la falta de personal, quirófanos y equipos médicos modernos y de mantenimiento limita el número de procedimientos

- **Gestión ineficiente y burocracia administrativa.** La falta de una digitalización completa y la integración deficiente entre atención primaria y especializada generan redundancias y demoras en la derivación de pacientes.

- **Impacto de las crisis sanitarias.** La pandemia de COVID-19 evidenció la fragilidad de los sistemas sanitarios

- **Crisis económicas.** Los recortes realizados a la raíz de varias crisis económicas afectan la disponibilidad de personal y recursos, prolongando más los tiempos de espera.

Consecuencias de las largas listas de espera[27]:

- **Deterioro del estado de salud del paciente.** Para enfermedades crónicas, degenerativas y sobre todo en oncológicas, los tiempos de espera pueden significar una progresión del cuadro clínico.

- **Saturación en urgencias.** Al no poder acceder a una consulta médica ni quirúrgica en el momento adecuado, muchos pacientes terminan en urgencias.

- **Desigualdades en el acceso a la salud.** En algunos países, los pacientes con más recursos recurren a la sanidad privada para evitar las listas de espera del sistema público, mientras que las poblaciones vulnerables se ven obligadas a esperar.

- **Desconfianza en el sistema de salud.** La percepción de ineficiencia en la gestión hospitalaria pública puede generar desconfianza en la población, disminuyendo la adherencia a tratamientos o las visitas de control.

6. Poca colaboración interhospitalaria

El Hospital Beta y el Hospital de Alfa, ambos terciarios de la Comunidad X, y que comparten sistemas de salud de atención primaria intentan lanzar un proyecto conjunto de medicina integrada basado en inteligencia artificial para seguimiento remoto de pacientes crónicos. Sin embargo, surgen múltiples obstáculos: cada hospital tiene un modelo de gestión distinto (uno público, el otro, fundación sin ánimo de lucro), lo que complica la toma de decisiones conjuntas. Diferencias en sistemas informáticos impiden la interoperabilidad de datos. Además, la escasez de personal técnico cualificado y la competencia entre centros por atraerlo genera desconfianza. Los equipos clínicos muestran resistencia al cambio por la carga adicional de trabajo. Finalmente, las limitaciones presupuestarias y la falta de un marco de financiación común trenan la inversión compartida en innovación. El proyecto se encuentra estancado, a pesar de su alto potencial.

Las ventajas del establecimiento de alianzas estratégicas entre instituciones hospitalarias son claras, tal y como se describe en guía práctica para la implementación de alianzas estratégicas en entornos hospitalarios[28].

- Desarrollar economías de escala que faciliten el aumento de la eficiencia y la disminución de los costes unitarios.

- Incrementar cartera de servicios asistenciales que se ofrece a la población (más accesibilidad a los servicios y mayor valor para el paciente).

- Obtener masa crítica para asegurar la calidad de la práctica clínica o compartir inversiones no asumibles por separado.

- Mejorar la calidad del servicio. Profesionalizar los servicios de apoyo y desarrollar la cartera para optimizar la gestión.

- Incrementar poder. Incrementar el poder de negociación y de representación.

- Innovación. Abordar proyectos de innovación y conocimiento.

A pesar de la necesidad de una mayor cooperación, muchos hospitales aún trabajan de manera aislada, lo que limita el intercambio de conocimiento y recursos entre ellos. La falta de colaboración se puede deber a muchos motivos diferentes según las peculiaridades de las ciudades. Entre los diferentes motivos podemos encontrar[29]:

- **La financiación asociada.** La financiación asociada a cada uno de los hospitales con sus servicios asociados y sus limitaciones presupuestarias puede limitar las posibles colaboraciones.

- **La falta de personal.** La competencia feroz para encontrar personal no ayuda en muchísimos casos a que los gestores hospitalarios vean a sus compañeros de profesión como compañeros con los cuales colaborar.

- **Diversidad en los modelos de gestión.** La coexistencia de diferentes formas de gestión hospitalaria, como hospitales de gestión pública, concertados, fundaciones, concesiones y colaboraciones público-privadas, genera heterogeneidad en la provisión de servicios, dificultando las posibles colaboraciones interhospitalaria.

- **Resistencia al cambio y conflictos de interés.** La implantación de nuevas estructuras en organizaciones hospitalarias puede generar rechazo entre el personal, ya que puede suponer un esfuerzo añadido a su carga de trabajo habitual. La falta de implicación de los profesionales es una de las causas de fracaso de una alianza, por lo que dirigir el cambio adecuadamente es fundamental para evitarlo.

- **Prohibiciones y restricciones regulatorias.** En ocasiones las colaboraciones no son posibles por prohibiciones explícitas o por la poca claridad regulatoria.

7. Pobre integración con la atención primaria y la prevención

Marcos es un médico de familia apasionado por su trabajo, que encuentra en las guardias de urgencias del hospital una dosis de adrenalina y vocación extra. Sin embargo, tras cada noche agitada, regresa con la misma frustración: muchos de los pacientes que atiende en urgencias no deberían estar allí. Personas mayores descompensadas, crónicos mal controlados, casos que con un buen seguimiento domiciliario y más tiempo en consulta se podrían haber evitado. Marcos y otros muchos sanitarios aspiran a un sistema mejor integrado, donde los hospitales compartan información real proactiva con la atención primaria en el momento de ingresos y de altas de pacientes, y los equipos de salud comunitaria trabajasen coordinadamente entre ellos y con los hospitales de referencia. Imagina un sistema digital que avise al médico cuando un paciente empieza a desestabilizarse, y recursos móviles que permitan visitas domiciliarias de forma inmediata. Una atención más preventiva, más humana, más conectada.

La falta de una integración fluida entre los hospitales y la atención primaria (AP) es un obstáculo para la eficiencia hospitalaria impidiendo una atención continua y de calidad, sobrecargando innecesariamente a los hospitales con casos que seguramente se podrían haber gestionado a nivel de la AP.

En muchos sistemas de salud alrededor del mundo, los hospitales y la AP operan de manera independiente, lo que dificulta la continuidad asistencial y genera sobrecarga en los servicios hospitalarios. En España la integración entre los sistemas hospitalarios y de AP podrían recibir distintas evaluaciones dependiendo de la comunidad autónoma y de otros condicionantes.

La AP, diseñada para resolver la mayoría de los problemas de salud de la población y actuar como un filtro antes de la atención especializada, no puede cumplir en multitud de ocasiones con este papel debido a la falta de coordinación entre los propios hospitales y entre los hospitales y la AP. Como resultado, se incrementa la presión sobre los centros hospitalarios, afectando la eficiencia del sistema y la calidad de la atención al paciente.

Los porcentajes habituales de personas que finalmente acaban siendo ingresadas o con estancias mayores de 24 horas en el servicio de urgencias no llegan a más de un 10 % en la mayoría de las urgencias de los hospitales españoles[30]. A la vez, casi un 70 % de las camas de un hospital están ocupadas por pacientes que provienen de urgencias. Claramente hay mucho margen de mejora en estos cuellos de botella.

Factores que contribuyen a la falta de integración

- **Sin atención primaria (AP).** En algunos países los sistemas de AP nunca han sido desarrollados o su presencia es casi residual.

- **Fragmentación del sistema de salud.** En muchos países, los hospitales y los centros de AP funcionan bajo estructuras administrativas diferentes, con presupuestos separados y sistemas de gestión no coordinados. La falta de interoperabilidad de los sistemas de información impide el intercambio de datos clínicos, lo que genera duplicación de pruebas, retrasos en diagnósticos y tratamientos.

- **Falta de comunicación efectiva.** La ausencia de protocolos claros de derivación y contrarreferencia en algunos sistemas de salud hace que los médicos de AP no reciban retroalimentación sobre sus pacientes derivados al hospital.

- **Falta de incentivos para la colaboración.** Los modelos de financiamiento hospitalario suelen basarse en la cantidad de atenciones realizadas, lo que no incentiva la reducción de ingresos a través de una mejor gestión en la atención primaria. En algunos países donde se ha procedido con los llamados *bundle payments*[31], la cooperación entre ambos sistemas tiene más posibilidades de prosperar.

- **Posible percepción de inferioridad de la AP**[32]. Muchos pacientes prefieren acudir directamente a un hospital, incluso con afecciones menores, porque creen que en el hospital recibirán mejor atención. En algunos casos, la escasez de médicos de familia y la falta de equipamiento en los centros de AP refuerza esta percepción. En muchos países, el personal médico en AP recibe menor remuneración. Por ejemplo, en Estados Unidos la medicina de familia es una de las especialidades peor pagada en la mayoría de los proveedores sanitarios.

- **Una AP debilitada en los centros urbanos.** En algunos territorios rurales de algunos países, los indicadores muestran claramente una calidad asistencial más alta que no se encuentra en esos mismos países en centros de salud de ciudades[33].

- **Presión por el envejecimiento.** El envejecimiento poblacional ha incrementado la cantidad de pacientes con enfermedades crónicas y sin una integración efectiva, estos pacientes terminan acudiendo reiteradamente a los hospitales por descompensaciones.

Consecuencias de la falta de integración

- **Aumento de las listas de espera.** El retraso en la atención de los casos que requieren atención hospitalaria, aumentando listas de espera y tiempos de respuesta.

- **Aumento de los costos en el sistema de salud.** Atender a un paciente en el hospital es significativamente más costoso que hacerlo en AP. El mal uso de los hospitales genera un desperdicio de recursos sanitarios.

- **Falta de continuidad en los tratamientos.** Sin una integración efectiva, los pacientes pueden experimentar interrupciones en sus tratamientos al no existir una comunicación fluida entre diferentes niveles de atención, siendo grave en enfermedades crónicas.

8. Envejecimiento de la población

El Hospital Z del país Y, de nivel secundario, atiende diariamente a un volumen creciente de pacientes mayores de 75 años con enfermedades crónicas como insuficiencia cardíaca, EPOC y diabetes. Muchos de ellos ingresan repetidamente por descompensaciones evitables, debido a una débil coordinación con atención primaria y la falta de programas de seguimiento domiciliario. La infraestructura del hospital no está adaptada a las necesidades de pacientes con movilidad reducida o deterioro cognitivo. El personal, sin formación específica en geriatría, se enfrenta a casos complejos que requieren abordajes multidisciplinares. La escasez de recursos y camas prolonga las estancias y reduce la rotación. Además, la ausencia de tecnología de monitoreo remoto impide detectar precozmente las recaídas. Este contexto refleja cómo el envejecimiento está tensionando los recursos hospitalarios y exige una reorganización profunda del modelo asistencial.

El envejecimiento de la población mundial genera una mayor demanda de atención médica, especialmente para enfermedades crónicas, lo que pone presión adicional sobre los sistemas hospitalarios.

Vivimos en una era de transformación demográfica sin precedentes. El aumento de la esperanza de vida y la reducción de las tasas de natalidad en muchos países han generado un fenómeno global: el envejecimiento progresivo de la población. Este cambio tiene profundas implicaciones para los sistemas de salud, particularmente para los hospitales, que se ven obligados a adaptarse a un nuevo perfil de paciente, con necesidades más complejas, prolongadas y costosas.

Según datos de la Organización Mundial de la Salud (OMS), para el año 2050 el número de personas mayores de 60 años se duplicará, superando los 2100 millones a nivel mundial[34].

En algunas regiones, como Europa o Asia Oriental, una de cada tres personas será mayor de 65 años. Este envejecimiento no es un fenómeno aislado, sino que se entrelaza con otros desafíos estructurales que enfrentan los sistemas hospitalarios, como la escasez de personal sanitario, la fragmentación de los servicios y la cronicidad de las enfermedades.

Los hospitales no solo deben tratar un mayor volumen de pacientes mayores, sino también hacerlo de una manera distinta. Las personas mayores suelen presentar enfermedades crónicas múltiples —como diabetes, hipertensión, enfermedades respiratorias, artrosis o demencia— que requieren una atención integral, continua y multidisciplinaria.

Si a esto se suma la fragilidad, el deterioro funcional y la mayor susceptibilidad a infecciones y efectos adversos de medicamentos, la estancia hospitalaria, las tasas de readmisión y la necesidad de cuidados poshospitalarios se verán incrementados[35].

Este panorama exige repensar la organización y diseño de los hospitales[36]. Es necesario adaptar infraestructuras para que sean seguras y accesibles, formar al personal en geriatría y cuidados paliativos, implementar modelos de atención centrados en el paciente y fortalecer la conexión con los servicios de atención primaria y comunitaria.

Asimismo, la tecnología puede jugar un papel clave mediante la monitorización remota, la IA para predecir descompensaciones apoyando la continuidad asistencial.

Los hospitales del futuro (HDF) deberán asumir este reto de manera proactiva, convirtiendo la longevidad en una oportunidad para rediseñar la atención, poniendo en el centro no solo la enfermedad, sino a la persona mayor con toda su complejidad y dignidad.

9. Resistencia antimicrobiana

Bruno González-Zorn, microbiólogo y referente internacional en el campo de la resistencia antimicrobiana (AMR), ha dedicado su carrera a promover el enfoque One Health, que conecta la salud humana, animal y ambiental. Como director de la ARU y catedrático en la Universidad Complutense de Madrid, ha liderado investigaciones clave sobre genes de resistencia y su diseminación global. En un reciente pódcast de Pharma[37], reflexionaba con esperanza: «Si los españoles supieron dejar de fumar en espacios cerrados y ponerse el cinturón en el coche, ¿por qué no íbamos a poder cambiar también el mal hábito de guardar antibióticos en casa por si acaso?».

En los HDF, esta transformación de hábitos es imprescindible para frenar una de las mayores amenazas sanitarias del siglo XXI.

La RAM ocurre cuando los microorganismos —bacterias, virus, hongos y parásitos— desarrollan resistencia a los medicamentos diseñados para eliminarlos. Este fenómeno convierte tratamientos previamente efectivos en ineficaces, incrementando la morbilidad, la mortalidad y los costes hospitalarios[38]. La RAM es un fenómeno multicausal, pero el uso excesivo e inapropiado —especialmente de antibióticos— es el principal impulsor. Esta práctica ha generado una amenaza creciente que dificulta el tratamiento de infecciones comunes y pone en riesgo a millones de pacientes.

En 2014, se estimó que para 2050 la RAM podría causar hasta 10 millones de muertes anuales, superando incluso la mortalidad atribuida al cáncer o a las enfermedades cardiovasculares[39]. Aunque estas cifras han sido discutidas en el ámbito académico, existe consenso en que el impacto potencial será de una magnitud preocupante.

Esta proyección generó una movilización internacional sin precedentes, ya que una respuesta insuficiente a esta amenaza podría conducirnos a una era posantibiótica, en la que infecciones comunes y procedimientos quirúrgicos menores volverían a representar un riesgo de muerte inaceptable.

Los hospitales, como epicentros de prescripción y administración de antibióticos, tienen una responsabilidad clave en esta batalla. No obstante, el problema se agrava por varios factores: el uso indiscriminado dc antibióticos, la escasa innovación farmacológica y la transmisión nosocomial de bacterias resistentes en hospitales/centros de cuidados prolongados.

El futuro de los hospitales dependerá, en gran parte, de su capacidad para integrar prácticas de prescripción responsable, sistemas de vigilancia epidemiológica robustos y tecnologías innovadoras que ayuden a detectar y contener estas amenazas.

La OMS publicó en 2017 una primera lista de patógenos prioritarios resistentes a los antibióticos[40], en la que se incluyeron las 12 familias de bacterias más peligrosas para la salud humana. La lista se divide en tres categorías con arreglo a la urgencia en la que se necesitan los nuevos antibióticos: prioridad crítica, alta o media. El grupo de prioridad crítica incluye las bacterias multirresistentes que son especialmente peligrosas en hospitales, residencias de ancianos y en pacientes que necesitan ser atendidos con dispositivos como ventiladores y catéteres intravenosos. Se incluyen: *Acinetobacter*, *Pseudomonas* y varias enterobacteriáceas como *Klebsiella*, *E. coli*, *Serratia*, y *Proteus*.

Factores generales que impulsan la RAM[41]

- **Escasez de nuevos antibióticos.** La investigación y desarrollo de antibióticos ha disminuido drásticamente en algunas décadas.

- **Uso de antibióticos en ganadería y animales de compañía.** La utilización masiva de antibióticos en la industria alimentaria y un mal control de la prescripción en animales de compañía.

- **Uso excesivo y mal uso de antibióticos.** Según la CDC, en muchos hospitales, entre un 20 % y un 50 % de los antibióticos se prescribe de manera inadecuada[42].

- **Falta de higiene y control de infecciones.** La transmisión de bacterias resistentes ocurre con frecuencia a través de personal médico, equipos contaminados y superficies hospitalarias.

- **Pacientes inmunodeprimidos.** Las UCI albergan pacientes con sistemas inmunitarios debilitados, facilitando la aparición de infecciones resistentes.

Consecuencias de la resistencia antimicrobiana[43]

- **Aumento de la mortalidad.** El impacto de la RAM en hospitales es devastador. Las infecciones resistentes tienen tasas de mortalidad significativamente más altas.

- **Mayor duración de hospitalización.** Los pacientes con infecciones resistentes requieren estadías hospitalarias prolongadas.

- **Incremento de los costos de atención médica.** El tratamiento de infecciones resistentes es mucho más caro debido al uso de antibióticos de última línea, que son costosos e inefectivos, la necesidad de aislamiento de pacientes infectados y procedimientos adicionales para controlar la propagación de patógenos.

- **Pérdida de procedimientos médicos seguros.** Amenaza la viabilidad de procedimientos médicos comunes que requieren antibióticos eficaces para prevenir infecciones.

10. Impacto medioambiental creciente e insostenible

El Hospital General del Sur, ubicado en una ciudad densamente poblada, inicia un plan para reducir su huella de carbono. Se encuentra con múltiples barreras: su infraestructura antigua dificulta implementar sistemas de eficiencia energética sin obras costosas. La sustitución de equipos de climatización y esterilización por modelos sostenibles requiere una inversión inicial no viable. La gestión de residuos es un gran desafío: genera más de 12 kg diarios por cama, y no dispone de un sistema eficaz para separar residuos peligrosos del resto. El personal sanitario no ha recibido formación ambiental, lo que reduce su implicación en las medidas adoptadas. A pesar de tener buena voluntad institucional hacia la sostenibilidad, el hospital avanza lentamente, atrapado entre la urgencia asistencial, la falta de conocimiento y la complejidad de una transformación ecológica real.

Los hospitales, al ser grandes consumidores de recursos y generadores de desechos, enfrentan un reto importante al tratar de reducir su huella ambiental mientras mantienen los servicios y la calidad de atención.

Según Health Care Without Harm, una organización internacional que trabaja para transformar el sector de la salud y reducir su huella ambiental, si el sector sanitario fuera un país, sería el quinto mayor emisor de CO_2 comparable a países como Japón, Brasil o Rusia[44].

El impacto ambiental de los hospitales no se limita a la emisión de gases de efecto invernadero, sino que también incluye la generación de una gran cantidad de residuos de muy difícil gestión. La complejidad en la gestión ha facilitado, en los últimos años, el surgimiento del concepto de hospital verde.

Huella de carbono en los hospitales

Los principales factores que contribuyen a la huella de carbono en los hospitales son:

- Uso intensivo de electricidad y agua[44, 45].

- Equipos avanzados como resonancias magnéticas (RM) y tomografías computarizadas (TC).

- Sistemas de climatización y ventilación[44]. Algunas áreas críticas, como quirófanos o unidades de cuidados intensivos, mantienen condiciones estrictas con alto consumo energético.

- Gases anestésicos contaminantes[46]. El óxido nitroso o el desflurano tienen un potencial de calentamiento global mayor que el CO_2, y su uso en anestesia contribuye de forma muy importante al cambio climático.

Tabla 3.1 Vida troposférica y potencial de calentamiento global a 20 años de agentes anestésicos[46]

Compuesto	Vida (años)	GWP20
Dióxido de Carbono		1
Sevoflurano	1.2	349
Isoflurano	3.6	1401
Desflurano	10	3714
Óxido nitroso	114	289

Fuente: Huella de carbono y anestesia. Revista chilena de anestesia.

Residuos hospitalarios

Los hospitales pueden generar hasta 13 kg de residuos por cama cada día[47], y se calcula que alrededor del 25 % de estos residuos son considerados peligrosos[48]. Entre los más problemáticos destacan:

- **Desechos biomédicos.** Materiales como agujas, jeringas, vendajes o fluidos corporales requieren tratamientos específicos.

- **Fármacos caducados o descartados.** Cuando no se eliminan correctamente, pueden llegar a los vertederos y sistemas acuáticos, contaminando suelos y fuentes de agua.

- **Plásticos de un solo uso.** En los hospitales se utiliza una gran cantidad de materiales desechables (guantes, mascarillas, batas), generando un nuevo desafío ambiental para la gestión de residuos.

4
Estrategias e innovaciones contra los desafíos

Jordi Serrano-Pons

Vivimos un tiempo en el que los hospitales encaran retos cada vez más complejos. La ventaja es que asistimos a una etapa de innovación y avance tecnológico sin precedentes, con un enorme potencial para transformar los sistemas sanitarios. ¿Seremos capaces de transformarlos en la dirección correcta para mejorar el hospital del futuro?

En este capítulo retomaremos los desafíos descritos en el capítulo 3 para mostrar cómo cada uno de ellos puede transformarse en una oportunidad de mejora. Analizaremos la gestión inteligente de los recursos humanos frente a la falta de personal, la prevención activa como respuesta al *burnout* y la diversificación de la financiación como vía para superar las restricciones económicas. También abordaremos la inclusión del paciente en la toma de decisiones, la reducción de listas de espera mediante eficiencia y tecnología, y la construcción de redes hospitalarias integradas.

Finalmente, exploraremos la integración con la atención primaria, el control de las enfermedades crónicas asociadas al envejecimiento, la sostenibilidad ambiental y la prescripción responsable
ante la resistencia antimicrobiana, siempre apoyándonos en estrategias e innovaciones tecnológicas.

1. Mitigación de la falta de personal sanitario

Hicham El Attar, médico patólogo que reside y ejerce
su profesión en Marruecos, entre Casablanca y Rabat, decidió fundar DataPathology al constatar la gran necesidad de
personal especializado en patología en África. La empresa
desarrolla y comercializa soluciones digitales que permiten a
sus clientes realizar diagnósticos patológicos a distancia de
forma más ágil y segura[1].

En el capítulo anterior vimos que la escasez de personal es un
problema global que impacta la calidad de la atención al paciente,
conduce a peores resultados en salud y genera importantes pérdidas económicas, pero ¿cómo se podría mitigar?

Estrategias para mitigar la falta de personal sanitario

Para abordar en los hospitales del futuro (HDF) la escasez de personal sanitario sería conveniente aplicar una combinación de diez
acciones estratégicas a corto, medio y largo plazo.

Estrategias educativas para asegurar una base sólida de profesionales (largo plazo)

- Incrementar la oferta de plazas en universidades de medicina
y enfermería.

- Los programas de becas y financiamiento son imprescindibles, sobre todo en entornos desfavorecidos. La salud en esas zonas depende de la formación de profesionales de esos territorios y de disminuir la fuga de cerebros. En *Ethics and policy of medical brain drain: a review*[2] se propone un mecanismo llamado esquemas de admisión dirigida, que demuestra que los profesionales de la salud de entornos rurales tienen más probabilidades de elegir esas áreas posteriormente.

Fortalecimiento del personal actual (medio plazo)

- Cuidar, retener y motivar al personal actual es urgente. Lo ideal sería mejorar las condiciones laborales, reducir el *burnout* y aumentar los salarios y el reconocimiento pero no siempre será posible.

- En países que ya residan sanitarios emigrados no deberían perderse oportunidades para la convalidación y formación complementaria pero con prudencia para no provocar fuga de cerebros.

- Los programas de apoyo a la salud mental son más necesarios que nunca.

- Modelos de trabajo flexibles para una mejor conciliación es uno de los objetivos donde los HDF deberían centrarse más. Utilizar IA para crear modelos flexibles y modulables y un análisis predictivo para optimizar los turnos y la gestión de recursos humanos es una opción diferenciadora.

Tecnología (asentada y emergente) para potenciar al personal (corto plazo)

- El uso de IA para facilitar y reducir el tiempo para tareas administrativas.

- En el área diagnóstica, la IA ya está apoyando la interpretación de imágenes.

- La expansión de la telemedicina y de la monitorización remota bien implementada podría facilitar el acceso y reducir la saturación.

- La implementación de robots asistenciales y de apoyo a cirugías aumentaría la eficiencia y los resultados

La tecnología potenciará al máximo el trabajo de los sanitarios y les permitirá hacer más con menos, pero no logrará resolver por completo el problema de base: la falta de recursos humanos. Cuanto mayor sea la personalización de la atención, mayor será también la necesidad de profesionales.

Innovaciones y proyectos para combatir la falta de personal

Frente a la falta de personal, han surgido propuestas innovadoras que buscan hacer más eficiente la atención y garantizar que nadie quede desatendido.

Innovaciones institucionales

- Proyecto Nursing Actión (NA)[3] nace ante la escasez de profesionales de enfermería que sufren los distintos países europeos. El Consejo de la UE y la OMS han lanzado este ambicioso que desarrollará soluciones basadas en la evidencia para la retención y el reclutamiento de enfermeras, las prácticas seguras de dotación de personal y la integración de soluciones digitales e IA en los flujos de trabajo;

Software para conectar hospitales y sanitarios

- LIVO conecta de forma eficiente a hospitales y profesionales de enfermería, con ayuda de la IA mejorando la planificación. Permite a los hospitales publicar vacantes que luego se cruzan con la base de datos de enfermeros registrados[4].

Partnerships de *software*, IA e instituciones sanitarias

La escasez de patólogos es crítica, por lo que las capacidades de la IA podrían tener un gran impacto para fortalecer y apoyar esta escasez[5]. Compañías líderes en el desarrollo de *software* de análisis de imagen están acelerando alianzas estratégicas con actores de referencia en el ámbito sanitario —como hospitales de alta especialización, industria farmacéutica, corporaciones tecnológicas y consultoras globales— diseminando herramientas para empoderar al patólogo. Esto optimiza el tiempo de análisis, la precisión diagnóstica y facilita la colaboración remota entre especialistas. Todos los colaboradores aprenden de todos:

- Ibex Medical Analytics y Hartford HealthCare lanzaron una gran iniciativa de investigación clínica con IA para mejorar la precisión y calidad del diagnóstico del cáncer de mama. En Europa, Ibex Medical Analytics ha implementado en Suiza su solución en Galen en el Kantonsspital Baselland para cáncer de mama y próstata.

- Pramana y Mayo Clinic digitalizarán 5 millones de láminas, en uno de los esfuerzos más grandes de digitalización con un sistema de adquisición de imágenes impulsado por IA y robótica (escanea más de 1000 diapositivas por día).

- Roche colabora con Bristol Myers Squibb, integrando un algoritmo de IA desarrollado por PathAI. Identifica biomarcadores en tumores sólidos.

- Siemens Healthineers y Proscia firmaron un acuerdo OEM multianual. Con Concentriq Dx de Proscia, Siemens Healthineers entra en la patología digital.

- PathAI y Cleveland Clinic firmaron un acuerdo estratégico de 5 años para implementar IA en patología de última generación.

- Verily (subsidiaria de Alphabet) anunció su asociación con Lumea, combinando los algoritmos de IA de Verily con la plataforma digital de patología de Lumea.

- Paige Prostate logró la primera aprobación clínica de la FDA para un producto de patología basado en IA, para la detección del cáncer de próstata.

- Proyecto Digipàtics[6]. El Instituto Catalán de la Salud (ICS) empezó a desplegar este proyecto en 2021 con el objetivo de implantar la anatomía patológica digital de forma integradora, holística y completa en una red de 8 hospitales, con más de 168 patólogos y más de un millón de muestras al año. Cuatro algoritmos de IA propios han sido desarrollados, permitiendo mejorar el diagnóstico del cáncer de mama a partir de la cuantificación de cuatro biomarcadores (HER2, Ki67, receptores de estrógenos y receptores de progesterona).

Personal en remoto

- El Hospital de Vic, referente en la innovación en insuficiencia cardíaca durante los últimos años, ha implementado el servicio de RM Cardíaca. Daniel Lorenzatti, cardiólogo del hospital y que ahora reside en Nueva York, supervisa telemáticamente cada intervención y guía de forma remota al resto de especialistas hasta que pueden implementarlo por sí mismos[7].

Robots para apoyar a los sanitarios

Múltiples compañías están testando robots en hospitales con el objetivo de suplir la escasez de personal. En algunos países como Japón, estos desarrollos se han acelerado debido a la gran carencia de enfermeras.

Robots cuidadores

- Proyecto AIREC[8]. Proyecto financiado por el Gobierno de Japón para desarrollar un robot de propósito general que podrá realizar tareas de enfermería. Desarrolla también tecnologías combinatorias como la robótica blanda y la inteligencia física y comunicación mutuamente inducida. La primera combina *hardware* mecánico flexible con IA para mejorar la adaptabilidad. La segunda permite al robot responder de forma flexible e interactuar con humanos y el entorno.

- SOMCARE[9] del Grupo Saltó es un robot que asiste a personas mayores o dependientes. A través de su cámara, los cuidadores pueden ver lo que ocurre dentro del hogar. Ganador del 5G Challenge de MWCapital, el Grupo Saltó ha evolucionado la plataforma capaz de personalizar cada robot y predecir la toma de decisiones.

Robots para entrega de suministros

- Moxi Robots (Diligent Robotics)[10] es un servicio de entrega de medicinas y suministros a los pacientes ahorrando tiempo de personal durante 24 horas los 365 días del año con parada mínima, realizando el trabajo de unas 6 profesionales de enfermería y auxiliares según la compañía. Implementados en más de diez grupos hospitalarios en Estados Unidos, su lema apunta al ahorro de tiempo. «Ha entregado más de 9900 análisis de laboratorio, ha devuelto más de 595 días de tiempo al personal de enfermería y ha ahorrado al departamento de farmacia más de 6350 horas de trabajo».

Múltiples utilidades de los robots

Las aplicaciones de los robots en los hospitales ya son muy diversas, e incluyen desde el cuidado de pacientes hasta el suministro de materiales, el cambio de camas y las tareas de limpieza.

Personal experto en robots

Los robots serán continuamente sustituidos por nuevos robots y poco a poco lo más importante será poseer y retener un personal técnico experto en sacar el máximo rendimiento. Estos técnicos podrían ser ingenieros o sanitarios según la utilidad del robot. En los HDF estos expertos serán un activo muy importante. La gestión de este personal y de los robots asociados será un punto de fricción entre los recursos humanos y la automatización.

¿En qué proporción se deberían eliminar puestos de trabajo humanos para incorporar más y más robots? ¿Será ético, eficiente, más seguro? ¿Será ético no incorporarlos si demuestran mejores resultados? ¿Permitirán estos robots contratar a más humanos en otras tareas?

Es siempre la pregunta del millón en cualquier cambio de época.

2. Prevención y tratamiento del *burnout* en el personal sanitario

Sara, la enfermera que trabaja en la UCI, decidió tomar las riendas de su situación y, con valentía, pidió ayuda a sus compañeras y a la dirección del hospital para reorganizar sus turnos y poder descansar. Tras unos días de reposo, recuperó su energía y entusiasmo, algo que no pasó desapercibido. Sus compañeras la apoyaron no solo porque se lo merece, sino porque saben que cuidarla es una decisión inteligente. Sara, movida por su curiosidad y su afán de mantenerse al día, ha comenzado a colaborar con los equipos de innovación y sistemas en un nuevo proyecto de IA relacionado con la sepsis en las UCI.

El *burnout* es un desafío que requiere estrategias y soluciones urgentes para garantizar tanto la salud del personal como la calidad del servicio sanitario. Las estrategias relacionadas con la prevención y el tratamiento más el fortalecimiento de las capacidades del personal son condiciones *sine qua non* para que los hospitales del futuro (HDF) no sucumban a la falta de recursos humanos.

Estrategias para prevenir y tratar el *burnout*

Para prevenir y tratar el *burnout*, los HDF podrían adoptar un enfoque lo más integral contemplando aspectos humanos, organizativos y tecnológicos. Entre las posibles estrategias:

- Reestructuración de turnos, para garantizar un acercamiento a la conciliación más justa con tecnología, en colectivos que casi nunca pueden acceder a turnos equilibrados.

- Fortalecimiento de los programas de apoyo emocional y salud mental. Los HDF que apoyen estos programas serán considerados hospitales protectores de los sanitarios.

- Cultura organizativa de apoyo que valore y reconozca el esfuerzo diario del personal sanitario. Un lugar donde los mejores profesionales querrán ir. Si además se pudieran incluir incentivos relacionados con la innovación, mucho mejor para mentes inquietas.

- Automatización de los procesos administrativos sin aumentar la carga burocrática para permitir que los profesionales se concentren en su labor. La IA debe ayudar a optimizar los flujos de trabajo y reducir carga operativa sin caer en los errores de implementación cometidos con las historias clínicas electrónicas (HCE) hace 25 años por no tener en cuentas ni a los sanitarios ni a los pacientes. Debe producir lo que busca, una menor carga de trabajo con la mayor contextualización posible.

- Inversiones en infraestructura y tecnología. La automatización solo puede implementarse si va acompañada de las infraestructuras necesarias.

- La implementación de una formación continua en los HDF permitirá contar con profesionales más resilientes ante las dificultades y con menor riesgo de padecer *burnout*.

- Espacios adecuados para el descanso y el autocuidado son fundamentales para la recuperación física y mental.

Resulta llamativo que algunas *startups* cuenten con instalaciones especialmente diseñadas para el bienestar de sus empleados, mientras que en las instituciones donde ejercen profesionales con un impacto directo en la salud y la vida de la población, estas consideraciones no formen parte de la planificación arquitectónica e institucional. Es fundamental que en los HDF primen entre las características arquitectónicas funcionales, espacios de fomento del bienestar del personal sanitario.

Innovaciones y proyectos para prevenir o combatir el *burnout*

Innovaciones relacionadas con el *screening*, la automatización digital con IA para mejorar el bienestar frente a la burocratización y el apoyo emocional podrían ayudar a detectar, mitigar y mejorar el *burnout*.

Softwares de transcripción

- Plataformas como Llamalítica, Speaknosis, diseñadas para sanitarios, que facilitan con IA la transcripción, análisis y gestión de datos médicos, mejorando la eficiencia en el flujo de trabajo clínico. Capturan y transcriben automáticamente las visitas médicas, analizando las consultas y producen resúmenes concisos.

- DAX copilot[11] está integrado en Epic, alianza pionera entre Microsoft, Nuance y Epic en IA conversacional, ambiental y generativa. Permite redactar de manera segura notas clínicas en las consultas y en telemedicina con consentimiento del paciente en Haiku, la *app* de Epic. Genera un borrador de nota clínica para revisión. Se basa en tecnología DAX ambient AI.

Según una encuesta[11] realizada a miles de clínicos y pacientes utilizadores de DAX, estos reportaron una reducción significativa en el tiempo de documentación y carga cognitiva. Redujo la sensación de fatiga en un 70 % y el tiempo dedicado a la documentación en un 50 %, ahorrando siete minutos por consulta. Una mayoría de pacientes indicó mayor cercanía y enfoque de los médicos.

En los HDF las mejoras de tiempo en la carga administrativa y la eficiencia operativa no deberían ser utilizadas por los gestores para aumentar la cantidad de actividades (p. ej.: el aumento de visitas, más *e-mails*, más informes, etc.), sino el resultado final podría resultar el contrario del buscado. Si la tecnología aumenta la productividad pero no el bienestar de los sanitarios acabaremos exacerbando el *burnout* o las posibilidades de caer en él.

Apoyo emocional y salud mental

PAIME[12] es el Programa de Atención Integral al Médico Enfermo, actualmente extendido a numerosos colegios de médicos en España. Su origen se remonta a 1998, cuando se creó en Cataluña el PAIMM, gestionado por la Fundación Galatea, con el fin de atender a médicos colegiados que padecían trastornos mentales o conductas adictivas al alcohol y otras drogas. Hoy en día, todos los programas PAIME comparten el mismo propósito: garantizar a los profesionales médicos el acceso a una atención sanitaria de calidad y favorecer su rehabilitación.

Espacios de regulación sensorial y desconexión inteligente

El Karolinska Institutet[13] en Suecia o el Hospital Universitario de Aalborg (Dinamarca)[14] han comenzado a implementar salas de estimulación multisensorial, con iluminación dinámica, aromas relajantes, sonidos de la naturaleza y mobiliario ergonómico que regulan el sistema nervioso autónomo en menos de 10 minutos. En el Hospital Vall d'Hebron se implementaron terapias de este tipo[15]. En los HDF se podría integrar espacios obligatorios en los bloques quirúrgicos o áreas de alta demanda.

IA predictiva de *burnout*

Wysa[16], Koa Health[17] y otras plataformas integran algoritmos que predicen riesgos de agotamiento emocional analizando variables como tono emocional, patrones de sueño, informes... Podrían integrarse en los HDF para generar alertas preventivas y sugerencias personalizadas.

Herramientas anónimas de autodiagnóstico

En los HDF se implementarían herramientas, con las que el profesional pudiera autodiagnosticarse y evaluar su situación emocional. Si el resultado fuera positivo, diferentes circuitos de asistencia serían recomendados. Soporte al diagnóstico con reconocimiento de voz.

Modelos de turnos adaptativos con IA

Hospitales de Estados Unidos y Canadá están probando personalizaciones de la asignación de turnos según biorritmos, carga emocional acumulada, disponibilidad familiar y fatiga reciente. Estos sistemas se podrían aplicar en los HDF para implementar turnos más justos.

Mapeo de la situación de bienestar profesional (KPI)

Los HDF pueden establecer paneles de forma periódica mapeos de indicadores que incluyan métricas como número de descansos efectivos, participación en programas de autocuidado, evaluaciones emocionales mensuales anónimas, tiempo promedio de desconexión digital real por jornada. Estos indicadores podrían integrarse en la gobernanza clínica y servir de guía para rediseños organizativos preventivos.

3. Diversificación o preservación de las fuentes de ingresos

Marta ha asumido la dirección del hospital con entusiasmo y realismo. Recién llegada de un máster de gestión sanitaria con mucho énfasis en la atención sanitaria basada en el valor (ASBV) y con una larga experiencia clínica sabe que el cambio no será fácil. Con cuatro años por delante y un piloto concedido para implementar un espacio de prueba desde la alta dirección asistencial de la consejería, ha decidido apostar por tres ejes: implementar modelos de pago basados en resultados con valor; crear unidades de negocio innovadoras, como un servicio de telemedicina para pacientes crónicos; y fomentar alianzas público-privadas que permitan financiar investigación en terapias personalizadas. Inicialmente ha encontrado resistencias internas. Algunos profesionales temían inicialmente que el enfoque en resultados se traduciría en más burocracia y menos autonomía, pero ha sido todo lo contrario finalmente. A la vez las alianzas con el sector privado han despertado recelos, pero Marta ha formado un equipo multidisciplinar convencido del propósito.

Marta es cauta porque, aunque demuestre resultados, nada garantiza que el modelo se replique a mayor escala. Las decisiones estructurales seguirán dependiendo de ciclos políticos cambiantes y presupuestos prospectivos poco amantes de la incorporación definitiva de la atención sanitaria basada en el valor, por no hablar de la atención sanitaria integrada basada en el valor. No obstante, cada pequeño paso importa. Transformar, aunque al inicio sea solo tu hospital, es sembrar futuro para otros HFD.

Estrategias para diversificar fuentes de ingresos

No todo el mundo tiene la suerte de poder de diversificar las fuentes de ingresos en un hospital. La oportunidad que ha recibido Marta es excepcional. Marta ha elegido tres estrategias, pero podría haber elegido otras de entre muchas[18, 19, 20, 21, 22].

Estrategias para diversificar o preservar fuentes de ingresos

- **Modelos de pago basados en valor (ASBV-VBC).** La Consejería le ha concedido a Marta unos esquemas de ingresos donde una parte importante se genera en función de los resultados clínicos y no del volumen de servicios prestados.

- **Colaboraciones público-privadas.** Se incentiva el establecimiento de alianzas estratégicas con el sector privado para financiar proyectos de investigación, innovación.

- **Optimización de la gestión financiera.** Se ha empezado a utilizar herramientas tecnológicas de análisis de datos para mejorar la eficiencia en la asignación de recursos y reducir costos operativos.

- **Nuevas fuentes de financiamiento.** Se exploran diferentes opciones de financiamiento, incluyendo la participación en más estudios clínicos, inversiones privadas, subvenciones internacionales y asociaciones estratégicas para conseguir proyectos europeos.

- **Reforzamiento y creación de unidades de negocio adicionales.** Ha reforzado la unidad de estudios clínicos y está pensando en desarrollar nuevas unidades relacionadas con la ASBV, puede elegir entre la telemonitorización de pacientes crónicos, el hospital domiciliario, la prehabilitación, programas de prevención coordinados con AP, centros de formación especializada.

- **Aplicación de tecnologías emergentes.** Se va a incrementar la automatización con IA para mejorar la eficiencia operativa y reducir costes clínicos y administrativos con proveedores externos de radiología y de análisis clínicos.

- **Desarrollo de ecosistemas de salud integrados.** Ha fomentado la colaboración con clínicas externas y otros centros de diagnóstico para ofrecer atención coordinada y sostenible.

- **Generación de ingresos a través de licencias.** Ha creado un equipo de transferencia tecnológica para impulsar innovación y la creación de patentes.

- **Internacionalización de servicios médicos.** Exploración de oportunidades para atraer pacientes extranjeros mediante la oferta de tratamientos innovadores.

- **Hospitales ecológicos y sostenibles.** Se ha contactado a un equipo de expertos para implementar estrategias de eficiencia energética y sostenibilidad que reduzcan costos operativos y permitan acceder a incentivos financieros para implementar innovaciones sostenibles (p. ej.: un sistema de placas solares).

Innovaciones para diversificar o preservar ingresos

Como hemos visto, los hospitales necesitan encontrar nuevas vías para asegurar su sostenibilidad económica. La innovación también juega aquí un papel clave, ofreciendo estrategias que permiten generar o proteger ingresos sin perder de vista la misión principal: cuidar de la salud de las personas.

Eficiencia operativa y optimización financiera (preservar)

Amalfy Analytics[23] (APIS) es un *software* que utiliza modelos predictivos para anticipar, en el triaje, el camino que seguirán los pacientes, los riesgos y si precisarán hospitalización mejorando los procesos de atención y recursos de camas.

Eficiencia operativa en los quirófanos (preservar)

- HLAnalytics[24]. *Es un software* customizado para reducir gastos operativos, aumentar ingresos y mejorar el flujo de caja, garantizando servicios sin interrupciones. Es detacable su resumen de estrategias: *IoT Based + Data Driven + Real Time + Accuracy + Patient Centred.*

- Orvital de MySphera[25] automatiza y agiliza el flujo de pacientes en el bloque quirúrgico, aumentando en más de un 12 %, el número de cirugías anuales en diversos hospitales de referencia europeos. Stela automatiza y agilizar el flujo de pacientes en las Urgencias.

Telemedicina y atención sanitaria basada en el valor (preservar)

- El NHS del Reino Unido[26] estimó que una de cada cuatro consultas en atención primaria (AP) podía evitarse, y la telemedicina podría desempeñar un papel clave en la reducción de esta carga.

- En Houston (Estados Unidos) un estudio[27] demostró que 5570 pacientes atendidos mediante telemedicina durante 12 meses experimentaron una reducción absoluta del 6.7 % en visitas innecesarias a urgencias, con un ahorro anual de 928 000 dólares.

La implementación de estas tecnologías ya es un hecho frecuente en hospitales, pero si los HDF la realizan con una coordinación más fuerte con la AP, el impacto sería potencialmente mucho mayor en los costes, mejorando la eficiencia y los resultados clínicos. Los HDF deben buscar el máximo número de programas de ASBV/VBHC, premiando los resultados.

Ensayos clínicos del presente y del futuro (diversificar)

Participar en ensayos clínicos financiados por la industria farmacéutica o por convocatorias públicas, recibiendo pagos por reclutamientos, procedimientos y uso de infraestructuras, lo que genera ingresos extra. Si además se crean unidades de ensayos clínicos (UFEC) permite atraer más estudios y mejorar la rentabilidad en un ciclo virtuoso. Participar mejora el posicionamiento del hospital como centro de referencia e innovación y facilita colaboraciones con universidades y redes internacionales. En los HDF la habilidad de participar en estos estudios internacionales se anticipa como primordial. Invertir en estudios y relaciones internacionales ahora podría revertir en muchos réditos en 15 años.

Creación de *spin-offs* y venta de licencias (diversificar)

La creación de *spin-offs* podría representar ingresos en un futuro. A través de la licencia de tecnologías, el hospital transfiere conocimiento o patentes a una *spin-off*, obteniendo ingresos mediante pagos iniciales; regalías por ventas o por compensaciones por hitos. Conservar una participación accionarial en estas empresas permite beneficiarse si la *spin-off* crece, recibe inversión o se vende, generando plusvalías. La atracción de inversión externa, tanto privada (*business angels*, capital riesgo...) como pública, habitualmente no dilutiva, (programas de I+D) permite financiar proyectos sin comprometer el presupuesto. A veces las *spin-offs* pueden alquilar recursos del hospital, como laboratorios, equipos o incluso servicios técnicos y clínicos, generando más ingresos. Algunos hospitales, aun sin institutos de investigación ni oficinas de transferencia tecnológicas (OTRIS), han logrado colaborar con otros hospitales (una vez más la colaboración) para participar de la creación de estas potenciales *spin-offs*.

Ejemplos de *spin-offs* creadas durante los últimos años que podrían crear ingresos diversificados en un futuro: NeuroVital-Universidad Miguel Hernández (UMH), Biomedica Molecular Medicine-Hospital Universitario La Paz; RI Medical-Instituto de Investigación Sanitaria La Fe, Debios; Freeox Biotech-Hospital Clínic de Barcelona; Manina Medtech-Hospital Vall d'Hebron, Peptomyc-Vall d'Hebron Instituto de Oncología (VHIO);

Exheus-Hospital Sant Pau; Ephion Health-Hospital Sant Joan de Déu y Eurecat; Diagnostics y HealthTech Innovations-IGTP (Germans Trias i Pujol), Tailor surgery-I3PT (Hospital Taulí).

4. Mejorando el rol del paciente

Patricia decidió alejarse hace tiempo de los trabajos que le causaban más estrés del necesario para su migraña. Desde entonces, ha trabajado intensamente en proyectos sanitarios en los que colabora con diversos actores del ecosistema de salud: hospitales, emprendedores, profesionales clínicos y pacientes y ha creado el perfil Mamá tiene Migraña. Hace poco más de dos años dio otro paso decisivo y fundó la Fundación Visible, una organización sin ánimo de lucro cuyo objetivo es apoyar a colectivos de pacientes que sufren enfermedades a menudo poco representadas en los procesos sanitarios.

Estrategias para mejorar el rol del paciente

La implementación de estrategias reforzadoras del papel del paciente dentro del sistema ha sido una tarea pendiente durante décadas. Algunas estrategias podrían dar finalmente con la tecla:

- **Educación sanitaria y acceso a información transparente.** Garantizar y promover que los pacientes tengan herramientas y conocimientos para comprender el estado de su salud.

- **Fortalecimiento del concepto de paciente experto.** Promover la capacitación de pacientes con enfermedades crónicas para que actúen como referentes.

- **Mayor digitalización y acceso a datos personales de salud.** Permitir que los pacientes accedan a sus propios registros médicos de manera sencilla y puedan compartir información con diferentes profesionales de la salud.

- **Participación en políticas sanitarias.** Incluir de una manera activa a representantes de asociaciones de pacientes en la elaboración de normativas y decisiones estratégicas.

- **Atención basada en la experiencia del paciente.** Implementar indicadores que midan y valoren la percepción del paciente, promoviendo mejoras continuas, basadas en su *feedback*.

En el futuro, los mejores hospitales se distinguirán por formar parte de los HDF, ofreciendo una atención personalizada y orientada al empoderamiento de cada paciente. Transformar los HDF en entornos más abiertos y participativos permitirá implementar la experiencia del paciente. Los mejores HDF estarán en esta liga.

Innovaciones para mejorar el rol del paciente

No obstante, estas estrategias ya comienzan a encontrar apoyo en la innovación tecnológica y en nuevos enfoques organizativos que están transformando la gestión hospitalaria.

Innovaciones de procesos orientadas al empoderamiento

- **Programas de decisión compartida (*shared decision-making*).** En los que se incluye al paciente y a su familia en la elección de tratamientos, explicando opciones, riesgos y beneficios[28].

- **Itinerarios asistenciales personalizados.** Definir rutas claras y adaptadas para pacientes crónicos o pluripatológicos, con seguimiento coordinado entre AP y hospital[29].

- **Escuelas de pacientes.** Programas educativos sobre autocuidado, manejo de enfermedades crónicas, adherencia terapéutica, etc.[30].

- **Consejos asesores de pacientes o comisiones mixtas.** Crear espacios de participación en hospitales donde los pacientes y los representantes puedan aportar ideas, quejas o propuestas de mejora organizativa.

Innovaciones disruptivas

- **Participación en la creación de nuevos proveedores sanitarios.** Si algunos hospitales del futuro (HDF) son creados o cocreados por pacientes podría ser una buena forma de innovar desde la base.

Innovaciones tecnológicas centradas en el paciente

Entre las innovaciones tecnológicas para mejorar los resultados de salud de los pacientes encontraríamos:

- Portales digitales o *apps* del paciente con acceso a su historial médico, resultados de pruebas, citas, y comunicación con equipo. La extensión de estos portales hacia una verdadera *app* de historia clínica personal (HCP) donde el paciente pudiera subir o transferir automáticamente la información de otros proveedores o de otras aplicaciones o APIS integradas de salud personalizas, es un paso que aún no está implementado. La bidireccionalidad en la introducción de datos no está presente en la mayoría de aplicaciones de HCP.

- *Apps* de salud personalizadas que ayudan a controlar parámetros como glucosa, tensión arterial o actividad física, con alertas y *feedback* en tiempo real. Estas aplicaciones podrían aportar mucho al sistema si estuvieran conectadas a las de HCP.

- Monitorización remota de pacientes con el uso de dispositivos conectados para seguir desde casa signos vitales o evolución clínica, reduciendo ingresos. El aumento de esta monitorización con IA y la integración con la HCP serán esenciales en el HDF.

- Los *chatbots* médicos con IA pueden ser herramientas que ofrezcan atención básica, resolución de dudas frecuentes o pretriaje digital, mejorando la accesibilidad 24/7.

- Realidad virtual educativa y rehabilitadora para ayudar a los pacientes a entender su enfermedad o a realizar ejercicios de forma más atractiva y participativa.

- *Apps* de búsqueda de ensayos clínicos que contacten con empresas como Trialing[31] que ayudan a los pacientes y a sanitarios a encontrar estudios clínicos apropiados para ellos, pueden ser importantes en los HDF para diseminar oportunidades.

5. Reduciendo las listas de espera

El Hospital Regional Z, con un tiempo medio de espera quirúrgica no urgente superior a 180 días, pone en marcha un plan integral. Se decide mejorar la gestión de citas, permitiendo a los pacientes recibir notificaciones de cancelaciones y reprogramación en formato bidireccional. Se abren quirófanos dos días por la tarde y se activa una unidad de diagnóstico rápida para varias patologías. Gracias a acuerdos con centros concertados se redistribuyen cirugías menores. Se fortalecen las consultas con telemedicina para seguimiento de casos crónicos y lo más importante se refuerza el rol de AP con dos médicos de familia nuevos especializados en cuidados geriátricos y se acuerda con el hospital establecer seminarios de trabajo entre los médicos de AP y el hospital para repasar continuamente las pautas de derivación. En seis meses, el hospital reduce un 28 % sus tiempos de espera.

Para abordar las largas listas de espera, los HDF deberán implementar estrategias e innovaciones que optimicen la gestión de la demanda y mejoren su capacidad de respuesta.

Estrategias para reducir las listas de espera

Los HDF podrían adoptar un enfoque que combine la eficiencia operativa, la transformación digital y la utilización inteligente de recursos. Queremos destacar diez posibles estrategias:

- IA aplicada a la gestión de listas de espera. En algunos tipos de pacientes con patología crónica se podrían añadir datos de monitorización. La predicción con estos datos permitiría priorizar a quien más lo necesite, sin preferencia del orden cronológico. Sistemas automáticos en cancelaciones mejorarían también el uso real.

- La expansión de vías rápidas, como en oncología, en los HDF podría replicarse estas vías rápidas a otras enfermedades de gran morbilidad, tiempo-dependientes y coste.

- Reorganización y ampliación de la capacidad hospitalaria, que incluya la apertura de turnos vespertinos o de fin de semana, es una solución temporal que alivia cuellos de botella. Las famosas peonadas tienen sus ventajas y sus inconvenientes presupuestarios y de estrés laboral.

- Medidas de descentralización inteligente de los HDF, con el fortalecimiento de una asistencia primaria con fuertes capacidades de autogestión, permitiría implementar equipos líquidos fuera del hospital.

- El fortalecimiento de la telemedicina como medida de descentralización con ingresos adecuados para los hospitales facilitaría la atención en tiempo real.

- La construcción de nuevos centros de día (CC) y de cirugía ambulatoria (CA) aliviaría muchísimo las listas de espera.

- Gestión del capital humano. Más personal no será suficiente, es esencial aplicar modelos de rotación eficientes para evitar *burnout*, y la formación de equipos multidisciplinares. La IA debería ser utilizada para autoorganizarse mejor.

- Incentivos económicos basados en ASBV. Los HDF que logren reducir lista de espera sin comprometer la calidad deberían ser recompensados.

- Una central de resultados transparente, participativa y justa con las ponderaciones (recursos recibidos/eficiencia conseguida) sería un instrumento fundamental para los HDF fomentando la mejora continua.

- Educación ciudadana para disminuir la demanda aguda. En los HDF los pacientes podrían recibir educación especializada en reuniones pacientes-HDF donde se enseñe a utilizar los recursos adecuadamente (importancia de informar de la no asistencia).

Innovaciones para reducir las listas de espera

Para afrontar el reto de reducir las listas se están desarrollando soluciones innovadoras que combinan nuevos modelos de organización, el uso de tecnologías emergentes y la digitalización de procesos.

Innovación y expansión de las Unidades de Diagnóstico Rápido (UDR)

Una de las vías rápidas son las UDR que garantizan una asistencia sin demora (máximo 72 horas) de un internista a todos los pacientes con sospecha médica de enfermedad grave y condiciones sociofamiliares que permitan atención ambulatoria[32]. En los HDF la expansión de estas unidades y la incorporación de todo tipo de tecnologías de diagnóstico rápido permitiría reducir las lista de espera apostando por el hospital sin paredes (HSP).

Consulta *one stop* o patólogo en la consulta

Se podría considerar un tipo de consulta UDR, realizada por un patólogo, donde explora, analiza y orienta el paciente el mismo día. Se identifica la zona sospechosa con una exploración eco-gráfica y se efectúa una punción de aguja fina evaluando al momento con la técnica *rapid on-site evaluation* (ROSE)[32]. Esta consulta reduce la lista de espera de múltiples departamentos.

Sistemas de gestión de citas con IA

En los HDF, los algoritmos podrán analizar el historial de asistencia, urgencia clínica y disponibilidad de profesionales para asignar citas automáticamente y priorizar casos. Los sistemas podrán predecir cancelaciones y reasignar turnos.

Alertas inteligentes y listas dinámicas

Plataformas que notifican al paciente cuando hay una cancelación o un hueco libre. Aplicaciones móviles con comunicación bidireccional que permiten confirmar, cancelar o reprogramar turnos de forma inmediata.

Telemedicina y monitorización remota

Sustitución de visitas presenciales por videollamadas con consultas y monitorización inteligente para valorar la urgencia clínica y priorizar recursos en pacientes con patologías crónicas y liberar citas.

- Sanitas incorporó un sistema de telemedicina antes de la pandemia que le permitió dar servicio durante esta y continuó reforzando después para controlar las listas de espera y los programas de crónicos.

Chatbots clínicos con IA

Asistentes virtuales que realizan un seguimiento diario y de pre-triaje clínico para derivar y pedir cita a los pacientes con educción de visitas innecesarias al hospital con redistribución hacia la AP.

- Tucuvi implementó en decenas de hospitales españoles Tucuvi Health Manager, una plataforma para los sanitarios de automatización de consultas telefónicas. Con LOLA, un asistente clínico virtual permite dar apoyo a pacientes solitarios y asignar visitas para la atención primaria u otras especialidades[33].

- AstraZeneca y Tucuvi crearon Azerca[34], para brindar un mejor control y seguimiento de los pacientes con EPOC para reducir las exacerbaciones y mejorar su calidad de vida.

Plataformas de interoperabilidad de datos clínicos

- La compartición fluida de información entre atención primaria, hospitales y centros especializados evita duplicidades de pruebas y acelera la toma de decisiones.

  - En los sistemas con acceso a una historia clínica compartida (HCC), los HDF y los centros de primaria del futuro (CPF) podrán compartir criterios claros de responsabilidad clínica y derivación.

Optimización de quirófanos con *software* de planificación quirúrgica

Sistemas que planifican turnos de cirugía según duración estimada, disponibilidad de recursos y necesidades del paciente. Mejora en el uso del tiempo quirúrgico y reducción de tiempos de espera.

Modelos predictivos de demanda sanitaria

Herramientas de IA que anticipan picos de demanda por temporada, eventos o evolución de patologías crónicas. Permite asignar personal, camas o recursos con anticipación.

6. Mayor integración de la atención primaria y de la medicina preventiva

Sanitas ha lanzado Mi Salud Genómica, un innovador programa de medicina preventiva basado en la secuenciación y análisis del genoma humano. Este proyecto tiene como objetivo secuenciar el genoma de más de 14 000 personas en su primera fase, con 10 300 participantes en España y 3700 en el Reino Unido.

El plan incluye recomendaciones en nutrición, actividad física y otros hábitos saludables adaptados al perfil genético junto a un informe de farmacogenómica. La iniciativa busca identificar predisposiciones genéticas a enfermedades como ciertos tipos de cáncer o la diabetes tipo 2, permitiendo una intervención temprana y personalizada. Mi Salud Genómica se basa en la medicina de las 5P: preventiva, personalizada, precisa, predictiva y participativa[35].

Estrategias para integrar la atención primaria y la medicina preventiva

Cualquier reestructuración de la atención primaria para fortalecerla, integrando a la medicina preventiva, ayudará a aliviar la tensión de la atención hospitalaria.

- Fortalecimiento de la atención primaria. La AP debe ser el eje del sistema sanitario, ofreciendo servicios integrales que incluyan promoción de la salud, prevención, tratamiento, rehabilitación y cuidados paliativos.

- Financiación proclive a la coordinación. Los *bundle payments* fomentan la coordinación entre atención primaria y hospitalaria al pagar por episodios completos de atención. Mejoran la continuidad del cuidado y reducen duplicaciones o rehospitalizaciones. Además, alinean los incentivos hacia una atención más eficiente y de calidad.

- Coordinación entre niveles asistenciales. Establecer mecanismos efectivos de coordinación entre la atención primaria y los hospitales es crucial. Esto incluye historias clínicas electrónicas compartidas, protocolos de derivación claros y equipos multidisciplinarios.

- Implementación de equipos de atención integrada. Formar equipos que incluyan médicos, enfermeros, trabajadores sociales y otros profesionales permite abordar las necesidades de salud de manera holística.

- La integración de sistemas de información facilita la comunicación entre niveles asistenciales, mejora la gestión de pacientes y permite un seguimiento más efectivo.

- Enfoque en prevención y promoción de la salud. Invertir en programas de prevención y promoción reduce la carga sobre los hospitales y mejora la salud de la población.

- Capacitación continua del personal sanitario. Capacitar a los profesionales de la salud en enfoques integrados, asegurando para que estén preparados para trabajar en equipos multidisciplinarios.

Innovaciones para integrar la atención primaria y la medicina preventiva

Por fortuna, esto es una realidad que ya se está explorando y se avanza en nuevas propuestas y mecanismos que transforman esta integración.

Innovaciones en regulación

- El Consejo Interterritorial del SNS, aprobó en 2024 la creación de una nueva figura, denominada administrativo de salud, cuya principal función será liberar tiempo para que estos profesionales puedan dedicárselo a los enfermos[36]. La medida forma parte del Plan de Acción de Atención Primaria y Comunitaria 2025-2027, que según el mismo plan quiere «fortalecer y modernizar este nivel asistencial en España»[36].

Innovaciones en modelo de atención primaria

El programa CAIROS en Cataluña está impulsando los centros de salud integral de referencia (CSIR) para mejorar la coordinación entre atención primaria y hospitalaria. Estos centros permiten un acceso más ágil a profesionales y derivaciones hospitalarias en menos de 48 horas. Incorporan tecnología como inteligencia artificial para reducir burocracia y facilitar el trabajo en equipo. Además, integran la atención sanitaria y social, con mayor autonomía de gestión y enfoque en resultados[37].

Innovaciones en plataformas y sistemas de información

En el futuro, diferentes plataformas como SITRA[38] (Sistema de Información para la Estratificación de la Población) en Navarra permitirán clasificar a los pacientes según riesgo estratificado y activar intervenciones coordinadas entre AP y hospital antes de que ocurran posibles eventos clínicos críticos. Los algoritmos relacionados con grupos de movilidad ajustada (AMG-Adjusted Morbidity Groups) pueden ser útiles para implementar estrategias de Health Risk Assesment (HRA)[38].

Programas de prevención

- Prevención cáncer[39]. El Hospital Gustav Roussy (París) ha creado un programa de prevención y *screening* de cáncer en población susceptible de riesgo llamado Interception. El programa se estructura en tres ejes: la identificación de riesgos específicos en personas atendidas tanto en la práctica comunitaria como en hospitales; la organización de un Día de Intercepción en el hospital, con consultas y talleres de concienciación y educación; y un seguimiento personalizado orientado a la prevención y el cribado, ajustado a las decisiones de cada individuo.

- Sanitas y Mi Salud Genómica[35]. Mediante una muestra de sangre se secuencia el genoma y un asesor genético interpreta los resultados coordinado con un equipo médico especializado desarrollando un plan de salud personalizado.

Fortalecimiento de programas de promoción de la salud

- PAPPS[40] (Programa de Actividades Preventivas y de Promoción de la Salud), promovido por la semFYC, proporciona guías y estrategias basadas en evidencia para desarrollar actividades preventivas organizadas y sistemáticas.

- A nivel privado, nuevas iniciativas combinan tecnología avanzada con prevención personalizada, lo que contribuye a una medicina más anticipativa y conectada.

  - NEKO Health[41] es la empresa cofundada por Daniel Ek (Spotify) que ofrece escáneres corporales de cuerpo completo no invasivos que permiten detectar anomalías tempranas en piel, corazón, vasos sanguíneos y otros parámetros de salud. Estos datos pueden integrarse con la historia clínica y facilitar una derivación temprana desde atención primaria si se detectan riesgos, mejorando así la coordinación con especialistas hospitalarios.

  - P8 Health[42] facilita intervenciones muy personalizadas y oportunas, tras una visita de 2 horas de escucha real y utilización de nuevas tecnologías en una consulta de última generación tecnológica donde el plan personalizado facilita el seguimiento del programa de medicina de promoción de la salud y medicina personalizada de P8 Health.

  - Youth HealthTech Prevention[43] es una empresa desarrolladora de herramientas de vídeo que proporciona biomarcadores cardiovasculares validados (a través de pletismografía).

7. Hacia una mayor colaboración interhospitalaria

Cuando Clara, jefa de patología de un hospital de tercer nivel, asumió el reto de coordinar los informes patológicos con otros más pequeños, no imaginó que un simple visor compartido de imágenes digitales y de casos clínicos cambiaría la forma de trabajar de decenas de profesionales.

Hoy, gracias a esa red colaborativa, los informes patológicos se completan en 48 horas y las decisiones clínicas se consensúan por videoconferencia entre especialistas de los hospitales asociados. La red colaborativa no solo mejoró los tiempos de atención, también generó un nuevo modelo de trabajo en red que ahora sirve de referencia.

Estrategias para una mayor colaboración

Algunas estrategias que podrían implementarse para mantener y fomentar esta colaboración podrían ser:

- Los departamentos de salud premiarían la colaboración. Los hospitales que colaboren activamente en red con otros centros del sistema (a través de protocolos, consultas conjuntas, telemedicina o redes clínicas) podrían recibir bonos por eficiencia colaborativa, destinados a formación de sus profesionales, cubrir guardias y movilidad intercentros

- Interoperabilidad real entre sistemas de información. La adopción de historias clínicas compartidas, visores comunes de imagen médica y estándares como los ampliamente adoptados HL7/FHIR permiten que la colaboración no dependa de llamadas telefónicas, sino de datos estructurados y en tiempo real.

- Estandarización en la relación con proveedores tecnológicos. Los HDF deberán trabajar con marcos interoperables en sus contratos TIC para garantizar que los *softwares* de distintos hospitales puedan integrarse sin fricción. Esto permite escalabilidad regional y ahorro en licencias duplicadas.

- Contratación compartida de profesionales. Facilitar legal y organizativamente la movilidad temporal y compartida de profesionales sanitarios entre centros de un mismo sistema de salud (médicos itinerantes, enfermeras de soporte territorial, etc.).

- Equipos clínicos funcionales interhospitalarios (ECFIH). Formar grupos médicos interhospitalarios que trabajen de forma transversal en patologías concretas (p. ej.: tumores raros, ECMO, infecciosas resistentes), con responsabilidad clínica compartida.

Innovaciones para una mayor colaboración

La innovación tecnológica ha creado formas de trabajo colaborativas que pueden servir de inspiración.

Plataformas y *softwares* colaboradores

- Proyecto Digipàtics. El ICS ha implantado la anatomía patológica digital de forma integradora, holística y completa en una red de 8 hospitales donde los patólogos pueden colaborar entre ellos[44].

- Visores clínicos compartidos (p. ej.: RIS-PACS regionales). Plataformas de imagen médica en red (como las de Galicia, Aragón o Andalucía) que permiten a cualquier especialista acceder a estudios de otros centros en segundos[45].

- Plataformas de colaboración con IA (p. ej.: Mayo Clinic y Google Cloud). Modelos basados en IA que permiten compartir datos anonimizados entre hospitales y construir modelos predictivos colaborativos (p. ej.: pronóstico postoperatorio o riesgo de reingreso)[46].

- Chatbots de gestión interhospitalaria. Herramientas que permitirían en los HDF consultar estado de derivaciones, agenda de especialistas de otros centros o disponibilidad quirúrgica con lenguaje natural.

Redes de profesionales

En País Vasco o Madrid, se han organizado Redes de Tumores entre hospitales designados como centros de excelencia a los que otros derivan pacientes, manteniendo comunicación y seguimiento conjunto[47].

Benchmarking

Cuadro de mando regional colaborativo. Una central de resultados colaborativa para todos los hospitales de una región, donde se publicaría en los HDF indicadores de eficiencia, tiempos de respuesta, nivel de integración y volumen compartido de actividad.

8. Envejecimiento y control de las enfermedades crónicas asociadas

A sus 74 años, Teresa fue ingresada cinco veces en un solo año por insuficiencia cardíaca. Cada ingreso era un golpe físico, emocional y familiar.

Todo cambió cuando el hospital activó el programa Contigo en Casa. Le instalaron sensores de movimiento y una *tablet* con un asistente virtual que la guiaba en su medicación y actividad física. Enfermería de atención primaria la visitaba cada semana y el cardiólogo la veía por videollamada. Desde entonces no ha vuelto a ingresar. Teresa ahora vive conectada, pero libre.

Estrategias para el control de las enfermedades asociadas

Para responder a las necesidades de las enfermedades asociadas[48], los hospitales exploran modelos que combinan la atención en casa, la coordinación con la primaria y el uso de tecnología para anticiparse a los problemas de salud.

- Hospitalización a domicilio (HaD). Potenciar si es posible la atención hospitalaria en casa, con monitorización remota, visitas médicas programadas y coordinación entre hospital y atención primaria. Esto mejora la experiencia, reduce riesgos y evita reingresos.

- Potenciación de la atención primaria. Asignando recursos estratégicos a médicos comunitarios con perfil geriátrico, y capacidad resolutiva para anticipar agudizaciones.

- Hospital sin paredes u hospital líquido. Modelo posible gracias al refuerzo y a la coordinación de los dos puntos anteriores, lo que trasciende al edificio hospitalario con equipos clínicos móviles, consultas virtuales, dispositivos de seguimiento remoto y coordinación constante con servicios sociales y cuidadores.

- Hospitales con estancias intermedias o subagudos pensadas para pacientes que no requieren cuidados intensivos, pero no pueden darse de alta, reduciendo presión en camas y facilitando rehabilitación y atención geriátrica.

- Unidades de cronicidad avanzada compartidas (UCAC). Equipos interdisciplinares coordinados entre hospitales, primaria y servicios sociosanitarios para gestionar pacientes con multimorbilidad avanzada.

- Enfoque poblacional predictivo y proactivo. Segmentación de población según riesgo, uso de modelos predictivos y seguimiento personalizado.

Innovaciones para el control de las enfermedades asociadas

Estas innovaciones buscan no solo aliviar la presión hospitalaria, sino también ofrecer un cuidado más humano, cercano y adaptado a cada persona.

- Prevención proactiva basada en datos. Modelos predictivos que combinan historia clínica, indicadores sociales y biomarcadores digitales para identificar precozmente el deterioro funcional o cognitivo.

- ICOPE (OMS)[48, 49]. Plataforma digital desarrollada por UniversalDoctor que evalúa el estado funcional del adulto mayor en seis dominios (movilidad, cognición, visión, audición, estado emocional y nutrición). Ya se aplica en proyectos piloto en Navarra, Cataluña y Francia.

- Vivifrail[50]. Programa europeo de ejercicio físico individualizado para prevenir la fragilidad. Incluye aplicación móvil y prescripción guiada por profesionales. Muy utilizado en residencias y hospitales de día.

- Quida Health[51]. Asistente digital basado en IA que apoya el seguimiento remoto de personas mayores con cronicidades, integrando recordatorios, contacto emocional y generación de alertas.

- Domótica asistencial en el hogar[52]. Sensores de movimiento, alarmas de caídas, iluminación adaptativa y electrodomésticos conectados. Algunos sistemas de salud (como País Vasco o Castilla y León) ya cofinancian kits para personas en riesgo.

- Cooperativas de salud[53]. Modelos comunitarios de envejecimiento activo y atención intergeneracional, combinando vivienda tutelada, servicios asistenciales, voluntariado y conexión digital (p. ej.: Saura).

- Plataformas de coordinación sociosanitaria. *Apps* compartidas entre médicos, trabajadores sociales y cuidadores para centralizar la información de cada paciente complejo. Permiten una única versión clínica compartida.

- Inteligencia artificial para priorización clínica. Herramientas que analizan historiales y señales vitales para alertar a los profesionales de posibles descompensaciones. Pueden aplicarse en plataformas como ICOPE o *apps* de telemedicina.

9. Combatiendo la resistencia antimicrobiana

Un hospital universitario lanza un programa integral para reducir la resistencia antimicrobiana (RAM) tras detectar un aumento del 30 % en infecciones multirresistentes en su UCI. Se implementa un sistema de vigilancia en la HCE que analiza patrones de prescripción y consumo de antibióticos, enviando alertas automáticas ante usos inadecuados. Paralelamente, se inicia un proyecto piloto de diagnóstico rápido con la última tecnología para identificar patógenos resistentes en pocas horas. A nivel internacional, participa en una alianza con GARDP para acceder a nuevos antibióticos mediante un modelo de suscripción, garantizando disponibilidad sin comprometer su uso racional. Se forma al personal médico y se refuerzan las medidas de prevención, como control de infecciones y lavado de manos. En seis meses, la tasa de infecciones por bacterias multirresistentes en la UCI ha disminuido en un 18 %.

Estrategias generales para combatir la RAM

El Plan Nacional de Resistencia a Antibióticos 2022-2024 estableció 6 líneas estratégicas[54]: vigilancia del consumo de antibióticos; control de las resistencias antibacterianas; medidas de prevención; fomento de la investigación; formación e información de los sanitarios; comunicación y sensibilización de la población.

Los hospitales adoptan diferentes estrategias con un enfoque integral en prevención, monitoreo y tratamiento.

Control de infecciones, con prevención de la propagación de patógenos resistentes

- Higiene de manos obligatoria con soluciones hidroalcohólicas.

- Aislamiento de pacientes infectados con bacterias multirresistentes.

- Uso adecuado de equipos de protección personal (EPP).

115

Programas de optimización del uso de antibióticos

Los *antimicrobial stewardship programs* (ASP)[55] son esenciales para reducir el uso inadecuado de antibióticos en hospitales a través de:

- Restricción del uso de antibióticos de amplio espectro.
- Educación y formación sobre prescripción responsable.
- Revisión de prescripciones.

Estos programas de optimización y administración de antibióticos pueden reducir hasta un 30 % el uso de antibióticos inadecuados en algunos hospitales, disminuyendo las tasas de infecciones por *Clostridioides difficile*, además de demostrar ahorros importantes de entre 200 000 $ y 900 000 $ por hospital.

Innovaciones para combatir la RAM

Además de estos programas, ya se han empezado a implementar sistemas innovadores que ayudan a combatir la RAM.

Vigilancia del consumo de antibióticos

- PRESVET, Sistema Informático Central de Control de las Prescripciones Veterinarias de Antibióticos. Monitoriza y vigila las prescripciones en las explotaciones ganaderas centralizando la información de las prescripciones. Hasta enero de 2025, no era obligatorio comunicar las prescripciones en animales de compañía. Su implementación ha causado bastante revuelo en la comunidad de veterinarios.

- Programa de prescripción diferida para pediatras. Estudio clínico implementado en 4 comunidades autónomas que con programas educativos y herramientas digitales mostró resultados favorables[55].

Fomento de la investigación para el desarrollo de nuevos antibióticos

Aunque el 2024 ha sido un año más esperanzador con la salida de un nuevo antibiótico, durante los últimos años diez años el desarrollo ha sido limitado debido a la falta de incentivos para la industria farmacéutica. Nuevas políticas para fomentar la investigación en antibióticos innovadores con nuevos mecanismos de acción y en terapias alternativas, como bacteriófagos y péptidos antimicrobianos, son más necesarias que nunca[56].

Instituciones

La Asociación Mundial para la Investigación y el Desarrollo de Antibióticos (por sus siglas en inglés, GARDP) acelera el desarrollo y el acceso a tratamientos para infecciones bacterianas resistentes. Fundada por la OMS y la Iniciativa de Medicamentos para Enfermedades Desatendidas (DNDi), se autopresenta como: «Reducimos los riesgos del desarrollo de antibióticos negociando acuerdos de colaboración y licencias con farmacéuticas. Intercambiamos nuestra experiencia y apoyo financiero por derechos para fabricar y distribuir, a través de sublicenciatarios, en regiones con alta morbilidad y mortalidad por RAM».

Proyectos innovadores

- Modelo de suscripción tipo Netflix[57]. El Servicio Nacional de Salud (NHS) de Inglaterra está probando un modelo de suscripción tipo Netflix, mecanismo para incentivar adecuadamente la innovación en antibióticos. El piloto se está llevando a cabo con Pfizer y Shionogi. En este modelo, un pagador, generalmente el Gobierno, proporciona un pago global a una compañía farmacéutica a cambio de acceso ilimitado a un producto. Esto reduce el riesgo comercial de la empresa, al garantizar un flujo de ingresos estable y un impacto presupuestario predecible. Este modelo debe ser todavía evaluado en el desarrollo de antibióticos resistentes (ABR), ya que el piloto se lanzó en 2023.

El modelo demostró ser exitoso en 2016 cuando el Gobierno de Australia firmó un acuerdo de suscripción por cinco años con farmacéuticas para el acceso ilimitado a Sofosbuvir, un medicamento muy costoso contra la hepatitis C. Este acuerdo permitió garantizar un presupuesto predecible, ampliar el acceso de pacientes a una terapia innovadora y reducir el riesgo comercial. Esta estrategia obtuvo resultados significativos para la salud y ahorros estimados en 5 mil millones de dólares en comparación con los métodos de adquisición tradicionales.

o Uso de inteligencia artificial para la detección de resistencia. Predicción de brotes de RAM y el diagnóstico rápido mediante algoritmos de aprendizaje automático. En Reino Unido el uso de IA en hospitales permitió identificar infecciones resistentes con una precisión del 89 %[58, 59].

o Detección de antibióticos con nanopartículas en el mar. La Universidad de Vigo utiliza nanotecnología para detectar y eliminar antibióticos en el mar con un componente capaz de atraparlos y generar una señal óptica detectada por láser[60].

10. Disminuyendo el impacto medioambiental de los hospitales

El Hospital Universitario de Mollet se construyó en 2010 pensando en minimizar el impacto ambiental[61]. Este hospital incluía como medidas:

- Instalación de una planta de geotermia con 148 pozos aprovecha la temperatura del subsuelo, consiguiendo un 30 % de ahorro de energético para climatización.
- Las cubiertas verdes que recuperan el agua de la lluvia para el riego de jardines.
- Acristalamientos para la entrada de luz natural.

- Aislamientos térmicos y techos radiantes sin ventiladores para reducir el consumo energético.
- La instalación de 1368 paneles solares, que permiten ahorrar un 12.5 % del consumo eléctrico.
- Análisis exhaustivos y actuaciones posteriores de mejora ambiental de cada uno de los procesos del hospital.

Estrategias para un hospital más sostenible

Muchos de los hospitales que se construyeron hace décadas no fueron construidos con el objetivo de minimizar el impacto medioambiental y tampoco los gestores recibieron una educación adecuada para ello, pero las estrategias para adoptar medidas innovadoras y sostenibles en un futuro próximo van a ser insoslayables tanto para las remodelaciones, las nuevas construcciones y en definitiva en cualquier proceso hospitalario.

Energía renovable

En países de altos ingresos, si la infraestructura lo permite, la implementación de paneles solares y sistemas de energía geotérmica reducirían la dependencia de los combustibles fósiles de los HDF. Los diez países con mayores emisiones del sector sanitario, todos de altos ingresos, representan el 75 % de la huella mundial[62].

Hospitales más ecoeficientes

Incorporación de infraestructuras más ecoeficientes con sistemas de recolección de agua de lluvia, materiales reciclables y con sistemas de iluminación LED.

Reducción de plásticos de un solo uso

Implementar materiales biodegradables y fomentar el reciclaje dentro de las instalaciones.

Manejo de residuos farmacéuticos

Invertir en tecnologías de descontaminación para eliminar medicamentos de manera segura.

Anestesia más sostenible

Estrategias en anestesia como es evitar el uso de desflurano y N_2O, administrar bajos flujos de gases frescos, sustituir anestesia general inhalatoria por anestesia total intravenosa (TIVA) o regional, si es posible[63].

Implementación de procesos verdes

Una vez el liderazgo eleva la sostenibilidad ambiental a categoría principal, será más fácil para la organización implementar la creación de procesos verdes[64] adaptados como ha sucedido en la Fundación sanitaria de Mollet. Un total de 20 profesionales (embajadores) se presentaron de forma voluntaria para llevar a cabo esta tarea.

Búsqueda de certificaciones

Es evidente que el trabajo para conseguirlas va por delante y no al revés. No obstante, si se tienen como objetivo son una muy buena referencia. La Joint Comission International y el Geneva Sustainability Center han lanzado el Global Health Impact (GHI) donde miden la sostenibilidad de las instituciones sanitarias[65].

Innovaciones para un hospital sostenible

No obstante, mientras se construyen hospitales modernos, los actuales han comenzado a implementar cambios y crear actualizaciones sostenibles para ellos.

Eliminación de desflurano

Stanford Health Care eliminó totalmente el desflurano, gracias a lo que redujo el 83 % del uso de gastos fluorinados y ahorró 200 000 $[66].

Instalación de placas solares

- El mismo Hospital de Mollet y el Hospital de Barcelona, por ejemplo, han implementado un parque solar en su cubierta como parte de su compromiso con la sostenibilidad[67]. La incorporación de sistemas fotovoltaicos permite generar energía renovable, reduciendo la dependencia de fuentes fósiles

- Powen[68] ofrece soluciones adaptadas a centros sanitarios, incluyendo la gestión de ayudas públicas.

Robots para suministrar medicamentos:

La automatización en la dispensación de medicamentos mejora la eficiencia y seguridad en su gestión. Omnicell y Rowa optimizan la dispensación de medicamentos garantizando la trazabilidad[69].

Impresión 3D

Esta tecnología puede permitir una mayor personalización y sostenibilidad. Los materiales utilizados en la impresión 3D suelen ser más ligeros, pueden incorporar plásticos reciclados y con el tiempo serán más rentables. Sin embargo, estos nuevos materiales también pueden presentar ciertas limitaciones. La Universidad de Tecnología de Sídney (UTS) logró utilizar polietileno de alta densidad (HDPE), que provenía de botellas de champú para crear componentes protésicos mediante impresión 3D contando con la aprobación de la FDA para uso médico[70].

Geotermia

La energía geotérmica aprovecha el calor del subsuelo para climatizar edificios de manera eficiente y sostenible. Al igual que el

Hospital de Mollet, el Hospital de Sant Pau ha implementado un sistema geotérmico que cubre el 100 % de su demanda de calefacción, refrigeración y agua caliente sanitaria, y reduce su huella de carbono[71].

Coberturas verdes

Las azoteas ajardinadas mejoran el aislamiento térmico, reducen el consumo energético y gestionan eficientemente el agua de lluvia. Empresas como ZinCo[72] ofrecen soluciones de techos verdes para entornos hospitalarios. Sanitas, por ejemplo, ha apostado por las cubiertas verdes en sus edificios para mejorar la salud de las ciudades.

Acristalamientos para la entrada de luz natural

El uso de vidrios de alta transmisión luminosa permite maximizar la entrada de luz natural, mejorando el bienestar de pacientes y personal, y reduciendo el consumo de iluminación artificial. Guardian Glass incorpora soluciones de acristalamiento innovadoras[73].

Aislamientos térmicos

La mejora del aislamiento térmico en hospitales contribuye a la eficiencia energética y al confort interior. Empresas como Thermaflex ofrecen soluciones sostenibles de aislamiento y preaislamiento de tuberías, ayudando a ahorrar energía y conservar recursos naturales[74].

5
Nueve roles para los hospitales del futuro

Jordi Serrano-Pons y Javier Balvuena

1. Cambio de roles en los hospitales del futuro

Tras analizar cómo los hospitales enfrentan múltiples desafíos, algunos desde hace muchas décadas y otros más actuales, y describir estrategias y algunas innovaciones para cada uno de los desafíos; en este capítulo se proponen los roles que permitirán transformar las instituciones hospitalarias.

De entre todos los roles posibles en los que los HDF podrían implicarse para resolver estos desafíos hemos elegido los siguientes:

- Hacia una atención sanitaria basada en el valor (ASBV).

- Hacia una descentralización de los hospitales.

- Hacia una mayor transferencia tecnológica.

- Hacia una colaboración con la atención primaria.

- Hacia la incorporación del paciente.
- Hacia una promoción de la equidad sanitaria.
- Hacia una disminución del impacto ambiental.
- Hacia una prevención versus el tratamiento de la enfermedad.
- Hacia una incorporación de la tecnología correcta.

2. Nueve roles para los hospitales del futuro

Si contamos los roles elegidos, nos ponemos a describir nueve roles diferentes que podrían permitir superar los desafíos descritos actuales y potencialmente adaptarse a los desafíos del futuro.

En todos estos potenciales roles se necesita mucha innovación tanto en procesos y tecnología pero también un cambio de mentalidad de todos los actores del ecosistema desde los gestores de la sanidad, los mismos sanitarios, los pacientes y, sobre todo, los políticos, un cambio de mentalidad que pasa por la mayor difusión del conocimiento basado en la ciencia, la máxima transparencia en resultados y en la máxima colaboración posible entre todos los interesados.

Atención sanitaria basada en el valor

Pasar de un modelo centrado en la actividad (medicina basada en la actividad), donde se premia la cantidad de actos médicos realizados, hacia un sistema orientado a los resultados de salud significativos para los pacientes. La ASBV promueve eficiencia, calidad, transparencia y sostenibilidad, al mismo tiempo que alinea los incentivos financieros con la mejora continua del sistema.

La transición de un modelo de pago por servicio a uno basado en el valor implicaría que los HDF serían recompensados por la calidad y eficacia de la atención proporcionada, en lugar de la cantidad de servicios realizados. Este enfoque promovería mejores resultados de salud y una reducción de costos innecesarios, alineando los incentivos financieros con la mejora continua del sistema.

Descentralización de los hospitales

Frente a las hipercentralizaciones que generan ineficiencias en la atención, el futuro apunta hacia modelos de hospital sin paredes u hospital líquido. Estas propuestas buscan ampliar el alcance del hospital más allá de sus instalaciones físicas, llevando servicios especializados al domicilio y a los entornos comunitarios para ofrecer una atención más cercana, ágil y efectiva.

Esta descentralización permitiría aliviar la presión sobre las grandes infraestructuras, adaptarse al envejecimiento poblacional y acercar la atención donde más se necesita. También permitiría que los servicios de salud se acercaran más a las comunidades, facilitando el acceso y personalizando la atención según las necesidades locales de cada municipio o región.

Esto puede lograrse mediante telemedicina, clínicas móviles y otros modelos que reducen la dependencia de infraestructuras centralizadas. Como se verá más adelante, las posibilidades de un hospital sin paredes podrían ser transformadoras para los costes y la sostenibilidad.

Colaboración con la atención primaria

La atención hospitalaria no puede seguir funcionando de forma aislada respecto a la primaria. Cuando ambos niveles colaboran y se coordinan, los pacientes reciben un seguimiento más continuo, se detectan antes los problemas de salud y las derivaciones se realizan con mayor agilidad.

Esta colaboración requiere interoperabilidad tecnológica, redefinición de roles profesionales y herramientas compartidas de planificación. En los HDF la integración de la atención hospitalaria con la AP asegura una continuidad en el cuidado del paciente, optimizando recursos y mejorando resultados de salud. Los llamados modelos de atención integrada permiten que profesionales de diferentes niveles trabajen conjuntamente, ofreciendo una atención más holística y centrada en el paciente.

Prevención en lugar de tratamiento

Hoy, gran parte del gasto hospitalario está orientado a tratar enfermedades ya avanzadas. Sin embargo, el futuro exige un giro hacia la medicina predictiva y preventiva. Para ello, será necesario dotar a los hospitales de capacidades para actuar también en fases tempranas, apoyarse en tecnologías como el análisis de datos, *wearables*, genómica y desarrollar alianzas estratégicas con servicios comunitarios y de salud pública.

Priorizar la prevención mediante la incentivación de hábitos saludables, chequeos regulares, vacunaciones y educación en salud puede reducir la incidencia de enfermedades y, en consecuencia, la carga sobre los sistemas hospitalarios. La atención preventiva es esencial para mantener a la población saludable y controlar los costos sanitarios.

Incorporación del paciente

Después de varias décadas apostando por el paciente, el paciente debe dejar de ser un sujeto pasivo para convertirse en un coprotagonista del sistema. Involucrarlo en la toma de decisiones clínicas, en la definición de los procesos de calidad asistencial, y en el diseño de servicios a través de mecanismos como los PREM y PROM, constituye una vía poderosa para humanizar la atención y aumentar su efectividad.

Involucrar a los pacientes en la toma de decisiones médicas aumenta su satisfacción y puede conducir a mejores resultados de salud. La toma de decisiones compartida permite que los pacientes comprendan mejor sus opciones de tratamiento y participen activamente en su propio cuidado.

Promoción de la equidad sanitaria

Es necesario garantizar que todos los individuos, independientemente de su origen o estatus económico, tengan acceso a una atención de calidad. Los HDF deben implementar políticas y prácticas que aborden las disparidades en salud y promuevan la equidad en el acceso y los resultados sanitarios.

Las innovaciones podrían, al contrario de lo deseable, aumentar las disparidades en resultados en salud si no se personalizan las necesidades por territorio e individuos.

Los HDF en su versión de hospitales sin paredes deben vacunar a los sistemas sanitarios de esta inequidad.

Mayor transferencia tecnológica

Los HDF necesitan ser el recipiente para implementar una mayor transferencia tecnológica que proceda desde los centros de investigación de sus propios hospitales o de otros centros de investigación.

La figura de los especialistas en transferencia tecnológica es esencial para traducir la investigación biomédica en soluciones clínicas viables y escalables. Fortalecer la colaboración entre hospitales, centros de investigación y la industria es esencial para trasladar innovaciones desde el laboratorio hasta la práctica clínica.

Las oficinas de transferencia tecnológica (OTT) desempeñan un papel crucial en este proceso, facilitando acuerdos de licencia, colaboraciones y la comercialización de nuevas tecnologías médicas.

Disminución del impacto ambiental

Los HDF no podrán ignorar su huella ambiental; desde el uso intensivo de energía hasta la generación de residuos clínicos, los centros sanitarios deben aplicar principios de sostenibilidad en su diseño, operación y aprovisionamiento.

Estrategias como el uso de energía renovable, edificios inteligentes, optimización de rutas logísticas y compras verdes serán cada vez más decisivas y en pocos años una obligación y una imposición que ya se está detectando en múltiples licitaciones de los sistemas de salud públicos y no públicos.

La reciente incorporación en la Joint Comission International de una certificación relacionada con la sostenibilidad augura un cambio radical en los próximos años en los HDF de todo el planeta[1].

Incorporación de la tecnología correcta

Las estrategias de implementación tecnológica en los hospitales no siguen, en la mayoría de casos, una hoja de ruta sistemática. El llamado *legacy* heredado y la falta de inversión no permiten crear en muchos casos estas hojas de ruta.

En los hospitales que siguen prácticas coherentes, sus acciones de búsqueda y evaluación suelen enmarcarse en prácticas coherentes de escaneo tecnológico[2] y evaluación tecnológica[3]. Los HDF deberán adoptar esta hoja de ruta sistemática.

A pesar de la necesidad de coherencia entre estas dos fases, que están lógicamente interconectadas, la literatura claramente las describe de momento como elementos aislados. El escaneo tecnológico suele abordarse como una actividad prospectiva centrada en explorar posibilidades futuras, generalmente antes de que las tecnologías estén completamente desarrolladas o implementadas, mientras que la evaluación tecnológica se considera un proceso que respalda la toma de decisiones una vez que las tecnologías están completamente desarrolladas o ya en uso[2, 3].

6
Financiación en los hospitales del futuro

Jordi Serrano-Pons

En los congresos de innovación en salud es habitual encontrar emprendedores con sus *startups*, empresas con productos consolidados, directivos de hospitales y algunos funcionarios de las administraciones que han implementado brillantemente programas de compra pública innovadora. Sin embargo, rara vez participan los responsables técnicos y, mucho menos, los responsables políticos de la financiación recurrente.

Esta ausencia genera preocupación entre los profesionales del sector contribuidores de la transformación e de la innovación, quienes consideran que sin la implicación activa de los pagadores recurrentes y sin la posterior modificación de los esquemas de pago, los esfuerzos innovadores o transformadores resultarán ineficaces.

Por ello, es fundamental analizar los modelos de financiación en los sistemas de salud y repasar cómo los mecanismos de pago pueden impulsar o frenar la transformación del sector hospitalario.

1. Sistemas de pagos sanitarios a hospitales

Existe una multitud diferentes de pagos a los distintos proveedores sanitarios, entre ellos los hospitales. Tanto en España como en el resto del mundo, los hospitales y el resto de los proveedores sanitarios pueden recibir pagos según diferentes modalidades. En España, las entidades correspondientes de las diversas comunidades autonómas realizan los pagos a los diferentes proveedores de asistencia hospitalaria y asistencia primaria. En este capítulo queremos introducir de manera general el vocabulario de la financiación para que se pueda utilizar en otros capítulos clave para los HDF.

Tablas 6.1 y 6.2 Modelos de financiación hospitalaria

Modelo de financiación	Definición	Ventajas	Desventajas
Pago por servicio (FFS)	Pago por cada servicio o procedimiento médico realizado	Incentiva la realización de más servicios; fácil de implementar	Incentiva la sobreutilización. No promueve la eficiencia
Pago por caso o episodio	Tarifa fija por el tratamiento de una enfermedad o episodio	Incentiva el control de costos y evita estadías innecesarias	Posible riesgo de altas prematuras para intentar reducir costos
Pago basado en diagnóstico	Tarifa fija según la categoría del diagnóstico del paciente	Promueve eficiencia y facilita planificación financiera	Incentiva la reducción de costos a costa de la calidad
Presupuesto global	Presupuesto fijo a los hospitales por un período determinado	Controla el gasto total e incentiva eficiencia	Posible riesgo de agotar el presupuesto y que algunos servicios no puedan prestarse

Modelo de financiación	Definición	Ventajas	Desventajas
Pago por capitación	Cantidad fija por cada paciente atendido	Promueve prevención y eficiencia en servicios	Riesgo de reducción de pacientes y rechazo de servicios
Pago basado en valor	Pagos en función de la calidad y resultados de los tratamientos	Incentiva la calidad y la prevención; puede reducir costos	Requiere sistemas avanzados no siempre presentes de medición de calidad
Pagos agrupados	Pago único para cubrir todos los servicios de un episodio de cuidado	Fomenta la eficiencia y colaboración entre actores	Las instituciones con partners ineficientes podrían verse perjudicadas
Pago por desempeño	Incentivos económicos si se cumplen ciertos indicadores de calidad	Motiva la mejora continua en calidad de atención	Podría generar desigualdades entre hospitales
Pago mixto	Combinación de varios modelos de pago	Equilibra incentivos financieros con calidad del servicio	Gran complejidad en la implementación

Modelo de financiación	Ejemplo representativo
Pago por servicio (FFS)	El hospital cobra individualmente por cada consulta médica, cirugía o prueba realizada
Pago por caso o episodio	Un hospital recibe una tarifa fija por tratar a un paciente por cada tipo de patología, independientemente de los procedimientos o la duración de la estancia

Modelo de financiación	Ejemplo representativo
Pago basado en diagnóstico	Dos pacientes con el mismo diagnóstico generan el mismo pago al hospital, aunque uno requiera más recursos que el otro
Presupuesto global	Un hospital recibe un presupuesto anual fijo para cubrir todos los servicios de salud durante ese año, basado en costes históricos y expectativas de atención durante el año
Pago por capitación	Un hospital recibe una cantidad fija anual por cada paciente inscrito, independientemente de los recursos que utilice ese paciente durante el año
Pago basado en valor	Un hospital recibe incentivos económicos si logra que sus pacientes obtengan buenos resultados en salud, enfocándose más en estos resultados que en la cantidad de servicio prestado
Pagos agrupados	Un hospital recibe un pago único para cubrir todos los servicios de un episodio de cuidado. Por ejemplo, en una operación de reemplazo de rodilla cubriría la operación, la hospitalización y la rehabilitación posterior
Pago por desempeño	Incentivos económicos si se cumplen ciertos indicadores de calidad como la reducción de reingresos hospitalarios o la tasa de infecciones en remplazos de prótesis o la reducción de la resistencia antimicrobiana
Pago mixto	Combinación de varios modelos de pago. Por ejemplo, pagos por servicio para consultas externas, pagos por capitación para la atención primaria y pagos por desempeño basados en criterios de calidad, entre otros pagos, para la atención hospitalaria

Fuente: Basado en el informe *Financiar los servicios asistenciales por actividad y resultados.*

2. Sistemas de pago sanitarios en hospitales españoles

Hasta la década de 1990, el mecanismo rutinario de financiación consistía en un reembolso retrospectivo tradicional, sin negociación previa. Sin embargo, a partir de 1991 se comenzaron a definir las primeras medidas agregadas de actividad, lo que permitió realizar comparaciones entre hospitales. Con posterioridad, se desarrolló un sistema prospectivo más sofisticado, basado en grupos relacionados con el diagnóstico (GRD) o categorías de gestión de pacientes. La implementación de los GRD en España se generalizó en 1997 a través de un proyecto del Ministerio de Sanidad[1].

Desde su adopción, los GRD han experimentado diversas actualizaciones para adaptarse a las necesidades del sistema sanitario. Se han introducido sistemas como los APR-GRD (All Patient Refined Diagnosis Related Groups) que ajustan la clasificación según la severidad de la enfermedad y el riesgo de mortalidad, proporcionando una evaluación más precisa del consumo de recursos y la complejidad clínica de los pacientes[2].

Los hospitales públicos también pueden contar en teoría con otras fuentes de financiación adicionales ofreciendo servicios a personas o entidades que no están cubiertas por el Sistema Nacional de Salud (SNS) pero no es frecuente. Por otro lado, los hospitales que operan fuera del SNS pueden llegar a prestar servicios al sistema público mediante acuerdos o contratos específicos regulados individualmente[2, 3].

A lo largo del tiempo se han ido incorporando diferentes modelos de financiación para los hospitales y podemos decir que estos modelos son una evolución del anterior: el pago por presupuesto; el pago por acto de asistencia; el pago por proceso, *case mix* o GRD y el pago per cápita por el conjunto de la población o pago agrupado por problema de salud, son algunos de los diferentes modelos utilizados[3].

Algunas herramientas alternativas como los GMA, grupos de morbilidad ajustada están siendo testadas en temas relacionados con la complejidad y podrían tener un espacio importante en el futuro del pago a hospitales.

3. Un equilibrio de modelos financieros

La perfección en el equilibrio no existe en casi nada y menos en un modelo único para el pago a los hospitales del futuro (HDF). Los sistemas de salud actualmente suelen combinar varios enfoques para equilibrar costos, eficiencia y calidad de la atención. Los sistemas basados en volumen (como los *Fee-for-Service*) incentivan el crecimiento, pero pueden generar costos innecesarios mientras que los modelos basados en valor (como pago por desempeño o capitación) promueven una mayor calidad del sistema, pero requieren sistemas avanzados de medición que en muchos casos no están presentes o no son asequibles para una mayoría de hospitales ni tan solo en países de renta alta.

Otros sistemas como los presupuestos globales y pagos mixtos buscan equilibrar el control de costos y la calidad del servicio. La variabilidad de cada sistema sanitario y las decisiones político-técnicas derivadas de los objetivos estratégicos facilitarán en un futuro la implementación de un sistema u otro de financiación para los HDF.

La implementación de inteligencia artificial, si se contara con buenos datos de medición, podría facilitar el camino hacia sistemas de modelos híbridos que priorizaran la calidad del cuidado, pero a la vez la eficiencia en el uso de recursos. Es posible que no exista un modelo único y perfecto de pago para los HDF, pero podría apuntar hacia modelos híbridos que combinaran eficiencia financiera, calidad de la atención y sostenibilidad del sistema de salud.

¿Cuál podría ser el mejor modelo de pago en el futuro de los hospitales? A continuación, imaginaremos cuál podría ser el modelo ideal y cómo podría evolucionar la financiación en el HDF.

4. Imaginando diez posibles características del modelo financiero para el HDF

Imaginemos por un momento que nos dan la lámpara mágica para crear el mejor modelo posible para un HDF con los mejores resultados posibles en salud para el paciente, económicamente viable y medioambientalmente sostenible. ¿Cuál sería el modelo más acertado y completo?

Este modelo debería cumplir seguramente algunos de los criterios clave, indicadores e incentivos comentados en diferentes capítulos como:

- **Calidad de la atención.** Se debería pagar a los hospitales según la calidad de la atención y la mejora en la salud de los pacientes con pagos por valor (ASPB), en lugar de cobrar mayoritariamente por el número de servicios prestados.

- **Medición de indicadores clave.** Para poder medir la calidad se debe medir una serie de indicadores clave, tradicionales y no tan tradicionales.

- **Incentivos.** Los hospitales recibirían incentivos si procedieran a implementar procesos con el objetivo de implementar la atención basada en el valor y orientarse hacia una descentralización, así como a la implementación de medidas de sostenibilidad.

Como el modelo no puede tener características infinitas, tal vez podríamos identificar diez características clave que lo definieran[2, 3, 4, 5]:

- **Presupuesto global con justes por desempeño.** Se podría otorgar un presupuesto anual fijo a cada hospital, pero se ajustaría según indicadores de calidad. Si un hospital pudiera reducir infecciones, errores médicos y tiempos de espera, podría recibir pagos adicionales.

135

- **Modelo enfocado en la prevención y la atención primaria.** Se incentivaría a los hospitales a prevenir enfermedades, en lugar de solo tratarlas. Se financiarían programas de telemedicina, monitoreo remoto y hospitales sin paredes para reducir la necesidad de las hospitalizaciones.

- **Financiamiento del hospital sin paredes.** Fondos para programas de atención domiciliaria y monitoreo remoto, reduciendo costos de hospitalización. Pago a los HDF según su capacidad para tratar sin necesidad de ingresar.

- **Optimizado con inteligencia artificial.** Se podría usar IA y análisis predictivo para evaluar la calidad del servicio y ajustar los pagos. Los hospitales podrían recibir bonificaciones si logran mejores resultados clínicos con menor uso de recursos.

- **Capitación inteligente con inteligencia artificial.** Cada hospital podría recibir una tarifa fija por paciente inscrito en su red de atención. La IA analizaría datos clínicos y ajustaría los pagos en función de cada paciente.

- **Pago por innovación y tecnología.** Se podrían crear algunos incentivos fiscales y financiamientos específicos para implementar tecnología. Los hospitales que adoptaran tecnologías avanzadas (telemedicina, IA, robots) recibirían subsidios e incentivos fiscales siempre que mantuvieran los resultados en salud.

- **Flexible y adaptado a cada paciente.** Permitiría personalizar la atención y financiar tratamientos a medida según las necesidades de cada paciente. Se incorporarían tarifas ajustadas según el riesgo y la complejidad de cada caso.

- **Fomento del hospital verde.** Se facilitarían incentivos financieros e incentivos fiscales para el recambio de infraestructura. Se promoverían el uso de hospitales inteligentes gracias a la IA con automatización y eficiencia energética a través de subsidios e incentivos fiscales.

- **Equilibrado entre financiamiento público y privado.** Se estimularía y se abriría a *partnerships* público-privados combinando pagos gubernamentales, seguros privados y de diferentes colaboraciones público-privadas.

- **Condicionamiento de las licencias y permisos para nuevos hospitales o para nuevos servicios.** Las licencias serían concedidas si se aceptara participar en el modelo presupuestario híbrido y dinámico adaptado de forma perianual para objetivos de calidad en la atención, la sostenibilidad económica y ambiental.

7
La atención sanitaria basada en el valor

Jordi Serrano-Pons

1. Hacia un sistema de atención sanitaria basada en el valor

La atención sanitaria basada en el valor (ASBV) representa un cambio de paradigma fundamental en la forma en la que se concibe y se mide el éxito en los sistemas de salud desde principios de los años 2000. Este enfoque fue impulsado por el economista Michael Porter, quien en 2004, junto a Elizabeth Teisberg, publicó el libro *Redefining Health Care: Creating Value-Based Competition on Results*, sentando las bases de la ASBV[1].

A diferencia de los modelos tradicionales de atención por volumen —basados principalmente en la cantidad de servicios prestados—, la ASBV prioriza los resultados de salud (valor) logrados de forma eficiente fomentando los que importan a los pacientes, sostenibles y centrados en la persona.

En un sistema orientado al valor, el éxito no se mide por el número de procedimientos realizados, sino por la mejora tangible en la calidad de vida de los pacientes, la prevención de complicaciones y la reducción de intervenciones innecesarias o ineficientes.

Para que este modelo funcione, la financiación y la forma en la que se remuneran los servicios de salud juegan un papel primordial.

Mientras que los modelos tradicionales como el *fee-for-service* tienden a incentivar la actividad (más pruebas, más ingresos hospitalarios, más cirugías), los modelos de financiación basados en valor —como los pagos por resultados o los contratos basados en calidad— premian a las instituciones con objetivos clínicos específicos, como la reducción de tasas de reingresos, la mejora en el control de enfermedades crónicas o la satisfacción del paciente.

Implementar la ASBV no solo requiere cambios en la financiación, sino también una transformación profunda en la forma de organizar la atención, medir los resultados, integrar tecnologías y alinear a todos los actores del sistema alrededor de un objetivo común: mejorar la salud de la población maximizando el valor generado por cada recurso invertido.

2. De la atención sanitaria basada en el valor a la atención sanitaria integrada basada en el valor

La atención sanitaria basada en el valor ha ido evolucionado desde su concepción inicial en los años 2000, enfocada en mejorar los resultados de salud en relación con los costos, hacia modelos mucho más integrados como la atención sanitaria integrada basada en el valor (ASIBV) o *value-based integrated care* (VBIC)[2].

Este enfoque busca una coordinación todavía más estrecha entre diferentes niveles y servicios de atención médica, con el objetivo de proporcionar cuidados más eficientes y centrados en el paciente[2].

La ASIBV amplía los principios de la ASBV al integrar servicios de atención primaria, especializada y social, promoviendo una atención continua y coordinada asegurando que los diferentes proveedores de servicios trabajen conjuntamente para optimizar los resultados de salud y la eficiencia en el uso de recursos.

3. Dificultades en la implementación de la ASBV y ASIBV

A pesar de los beneficios teóricos, las implementaciones de la ASBV y de la ASIBV se enfrentan a desafíos sistémicos[2, 3, 4]:

- **Integración de datos y tecnología.** La falta de sistemas interoperables dificulta la recopilación y el análisis de datos necesarios para medir resultados y coordinar la atención. La implementación de tecnologías adecuadas para el HDF requiere inversiones significativas y cambios en la infraestructura existente[2, 3].

- **Modelos de pago y riesgo financiero.** La transición desde modelos de pago por servicio a modelos basados en el valor implica que los proveedores asuman riesgos financieros, siendo un obstáculo, especialmente para organizaciones pequeñas o de recursos limitados[2, 4].

- **Compromiso y capacitación del personal.** Es esencial que los profesionales de la salud comprendan y se alineen con los objetivos de la ASBV y la ASIBV. Sin embargo, la falta de formación y resistencia al cambio dificultan la adopción[2, 4].

- **Medición y estandarización de resultados.** Definir y medir resultados de salud de manera consistente es complejo. La ausencia de métricas estandarizadas o la dificultad de medir puede limitar la capacidad para evaluar el éxito de la ASBV y la ASIBV[2, 3, 4].

- **Barreras culturales y organizativas.** La implementación requiere una colaboración estrecha entre diferentes entidades y disciplinas. Las estructuras organizativas tradicionales y las barreras culturales pueden dificultar esta integración[4].

4. Colaboraciones y combinaciones de valor indispensables

La implementación efectiva de la ASBV y de la ASIBV depende de una gran estrecha colaboración entre diversos actores clave. Esta sinergia es esencial para alinear objetivos, compartir recursos y garantizar que los pacientes reciban una atención de calidad centrada en resultados óptimos. Los principales participantes en este modelo son:

- **Proveedores de atención médica.** Hospitales, centros de atención primaria, clínica y profesionales de la salud que ofrecen servicios a los pacientes.

- **Pagadores.** Entidades gubernamentales y compañías de seguros, según los países responsables de financiar los servicios de salud.

- **Gobiernos.** Organismos que establecen políticas, regulaciones y supervisan la implementación de estos nuevos modelos de atención.

- **Innovadores, emprendedores y empresarios.** Empresas tecnológicas y *startups* que desarrollan soluciones para mejorar la atención médica orientándolas a modelos de ASBV.

- **Pacientes.** Ciudadanos que reciben los servicios y cuyas necesidades y resultados son el foco central de la ASBV.

La colaboración efectiva entre estos grupos es fundamental para superar los desafíos. Además las alianzas entre ellos y en diferentes formatos podría aumentar las posibilidades de evolucionar hacia los modelos de ASBV e incluso hacia modelos ASIBV

Combinaciones de colaboraciones de valor indispensables

La implementación exitosa de la ASBV e, incluso, de la ASIBV, requiere de la colaboración de los actores mencionados en múltiples combinaciones con el soporte de diferentes tipos de pagos. Algunas de estas combinaciones son:

- **Hospitales y gobiernos regionales (Europa).** La mayoría de los hospitales europeos recibe pagos por parte de los pagadores regionales en un formato basado en volumen de servicios. Los pagos basados en valor recibidos en función de la calidad y los resultados de los tratamientos, estimularían la implementación de ASBV y ASIBV en los hospitales.

- **Hospitales y centros de salud.** Los pagos agrupados (*bundled payments*), en los cuales los proveedores sanitarios (en este caso serían los hospitales y los centros de salud) reciben un pago único para cubrir todos los servicios relacionados con un episodio de cuidado (desde la cirugía inicial hasta la rehabilitación). Este modelo de pagos agrupados obliga a los actores a colaborar para optimizar resultados y minimizar costos.

- **Hospitales y aseguradoras (Estados Unidos).** Algunos hospitales han trabajado estrechamente con aseguradoras para diseñar programas que recompensen el desempeño. Por ejemplo, iniciativas como las de KP han combinado sistemas electrónicos avanzados de registro médico con métricas de valor para optimizar la atención al paciente y reducir costos.

- **Alianzas de hospitales con la industria tecnológica.** Tecnologías como la inteligencia artificial y los análisis de *big data* permiten a los hospitales medir resultados de manera más precisa. Por ejemplo, la colaboración entre el Hospital Karolinska en Suecia y diversas empresas tecnológicas ha permitido desarrollar herramientas de IA para predecir complicaciones quirúrgicas, mejorando los resultados y reduciendo costes innecesarios.

- **Alianzas de hospitales e industria farmacéutica.** Muchas farmacéuticas están financiando directamente proyectos piloto en entornos hospitalarios para acelerar la adopción de soluciones digitales basadas en el valor. Estos incluyen: Algoritmos de IA para diagnóstico precoz, plataformas de monitorización remota de pacientes crónicos, dispositivos conectados (*wearables*, sensores biométricos), soluciones de analítica predictiva.

- **Participación de los pacientes.** La ASBV no puede existir sin la participación activa de los pacientes. Modelos como el *patient-reported outcome measures* (PROM) y los *patient-reported experience measures* (PREM), que recopilan datos directamente de los pacientes sobre cómo perciben su salud después de recibir atención y las experiencias vividas, son fundamentales para medir el éxito.

Kaiser permanente. Un modelo en Estados Unidos

Kaiser permanente (KP) es uno de los sistemas sanitarios más conocidos y estudiados del planeta[5]. Esta corporación estadounidense sin ánimo de lucro ha logrado implantar este sistema de forma exitosa en una múltiple variedad de casos[5]. Muchos de sus profesionales han decidido ir a trabajar a KP por motivos de calidad.

En una *newsletter* de la AMA (American Medical Association)[2] se entrevistó a la directora médica, María Ansari del Grupo Permanente y describió por qué quiso ir a trabajar a KP hace 20 años: «Los residentes del norte de California que eran miembros de Kaiser Permanente tenían un 30 % menos de probabilidad de morir por enfermedad cardíaca o accidente cerebrovascular en comparación con los no miembros. Como cardióloga, quedé impresionada»[6].

5. Un caso de implementación de la ASIBV

El proyecto europeo SmartDiabetes, impulsado por EIT Health y liderado por la empresa española SocialDiabetes, representa un ejemplo emblemático de cómo la salud digital puede habilitar nuevos modelos asistenciales centrados en el valor. Su objetivo es redefinir el estándar de atención para personas con diabetes tipo 2, migrando desde un enfoque puramente reactivo y centrado en la visita médica hacia un modelo continuo, personalizado y basado en resultados[7].

SmartDiabetes[7] nace con la ambición de demostrar que es posible transformar la gestión de enfermedades crónicas mediante la medición sistemática de resultados clínicos, experiencia del paciente y uso eficiente de recursos. Este enfoque se alinea con los principios de la ASBV o VBHC.

Durante el año 2025, el modelo SmartDiabetes se desplegó en cuatro regiones europeas (Madrid, Cataluña, Estocolmo y Rumanía), cada una adaptando la intervención. El proyecto pone especial atención en recoger datos comparables que permitan evaluar el impacto clínico, económico y organizativo. En el núcleo del modelo se encuentra la plataforma digital interoperable —SocialDiabetes— que permite conectar al paciente con su equipo asistencial, recoger datos en tiempo real, y aplicar algoritmos que personalizan las recomendaciones. La tecnología actúa como catalizador, pero el cambio está en el rediseño de los procesos asistenciales y en la alineación de todos los actores del ecosistema: profesionales, gestores, industria, aseguradoras y pacientes[7].

Los resultados ya no se miden solo en términos clínicos clásicos (como la hemoglobina glicosilada), sino también en indicadores de calidad de vida y experiencia reportados directamente por el paciente (PROM y PREM). Esto permite valorar el impacto real de la intervención sobre la autonomía, bienestar y percepción de cuidado de las personas, abriendo la puerta a modelos de pago por resultados[7].

6. Los hospitales del futuro y la implementación de la ASBV y de la ASIBV

La atención sanitaria basada en el valor ha ido evolucionando desde su concepción inicial en los años 2000, enfocada en mejorar los resultados de salud en relación con los costos, hacia modelos mucho más integrados como la atención sanitaria integrada basada en el valor. Esta transición responde a la necesidad de colocar al paciente en el centro del sistema, abordando no solo episodios aislados de enfermedad, sino también la continuidad y coordinación del cuidado a lo largo del tiempo.

En este contexto, el hospital del futuro no es solo una infraestructura más moderna o tecnológica, sino un nodo inteligente dentro de una red de atención conectada. Este hospital integrará datos clínicos, sociales y personales para proporcionar atención personalizada, predictiva y proactiva, alineada con los principios de la ASBV. Además, colaborará de forma fluida con otros niveles asistenciales (atención primaria, salud mental, rehabilitación, etc.), favoreciendo un enfoque integral e interdisciplinario.

El HDF debe ser capaz de medir y mejorar constantemente los resultados que realmente importan a los pacientes, utilizando herramientas digitales, inteligencia artificial y análisis de datos avanzados. Todo ello orientado no solo a la eficiencia económica, sino, sobre todo, a generar valor en salud: más años de vida con calidad, menos desigualdades y mayor satisfacción del paciente.

8
El paciente como agente del cambio

Patricia Ripoll

1. Una transformación necesaria

Durante décadas, la organización sanitaria ha sido eminentemente vertical. Los sistemas de salud fueron concebidos bajo una lógica paternalista, donde el conocimiento científico y técnico se situaba como único eje de autoridad, y el paciente ocupaba un rol pasivo: receptor de cuidados, sin espacio para el cuestionamiento o propuesta.

Durante mucho tiempo, la innovación en sanidad ha ido por un carril distinto al de la experiencia real de los pacientes.

Esa mirada está poco a poco quedando obsoleta frente a una sociedad más informada, exigente y empoderada, en la que los pacientes ya no se conforman con ser objetos de atención, sino que aspiran a convertirse en sujetos activos.

Este capítulo está escrito con una doble mirada: como profesional dedicada a mejorar la experiencia del paciente y como paciente que ha vivido el sistema sanitario desde dentro. Los pacientes conocemos la vulnerabilidad, la espera, la falta de información, pero también la potencia de sentirse escuchados, acompañados y ser parte de la solución.

La inclusión del paciente como agente de cambio no puede ser una moda, sino una necesidad estructural. Incorporar su experiencia, su conocimiento vivencial y su perspectiva no solo mejora la calidad de los cuidados, sino que enriquece las decisiones.

¿Para qué queremos la experiencia del paciente? ¿Queremos la experiencia del paciente para salir en la foto o para mejorar de verdad?

Cada paciente vive la enfermedad a su manera. Somos parte del sistema. Y podemos ser parte de la solución.

2. Del testimonio a la participación: una evolución conceptual

Resulta imprescindible diferenciar entre participación simbólica y participación real. Escuchar a un paciente relatar una mala experiencia puede generar empatía, pero si no hay espacio para el diálogo, para la propuesta y para la transformación compartida, el testimonio es un acto estéril. La verdadera participación ocurre cuando esa historia se convierte en insumo para rediseñar un protocolo o para cocrear una solución. Hacer participar al paciente de forma simbólica es un error muy grave y común. Se le invita a una reunión, se le escucha pero no se le responde, se le pregunta sin devolver resultados.

Es esencial que exista la voluntad institucional de reconocer su voz como parte del sistema y no como un elemento externo. Y eso exige estructuras de participación sólidas, estables, con canales definidos y una cultura de apertura al cambio. Este empoderamiento no implica sustituir el conocimiento de los profesionales ni desplazar su rol. Todo lo contrario. La clave está en el equilibrio. En construir mesas donde la experiencia del paciente se complemente con la formación del profesional y la visión estratégica de la dirección.

Incluir pacientes en proyectos de salud no significa simplemente invitarles a participar. Para que su participación sea significativa, equitativa y efectiva, es fundamental proporcionarles herramientas, conocimientos y espacios de confianza.

3. Innovar con los pacientes, no para los pacientes

Las innovaciones dirigidas al empoderamiento del paciente han crecido de forma significativa en los últimos años. Sin embargo, muchas de ellas siguen naciendo desde la oferta profesional o tecnológica, sin una interlocución directa con quienes van a utilizar los servicios. Empoderar no es diseñar una *app* para que el paciente acceda a sus resultados. Empoderar es preguntarle qué necesita, cómo quiere acceder, qué barreras ha vivido antes y qué le ayudaría a tomar decisiones informadas.

Entre las innovaciones de proceso orientadas al empoderamiento encontramos herramientas como: programas de decisiones compartidas, materiales de lectura fácil, espacios de codiseño, consejos asesores de pacientes y las comisiones mixtas en hospitales. Su efectividad no depende solo del formato, sino de la actitud que los impulsa. Si no existe una voluntad real de contar con la voz del paciente quedarán reducidas a una buena intención sin impacto[1, 2, 3].

Una experiencia aislada puede ser el inicio del cambio. Pero el cambio estructural requiere continuidad, seguimiento y evaluación. Requiere también que el sistema asuma que el conocimiento del paciente —aunque no sea académico— es conocimiento válido y primordial para la personalización de la medicina.

4. ¿Por dónde empezar?

Para que el cambio no se quede en el plano del discurso, es clave ofrecer caminos claros para la acción. Toda organización sanitaria que quiera incorporar la voz del paciente puede empezar por:

- Realizar un mapeo de puntos de contacto con el paciente y priorizar áreas donde su participación pueda aportar valor.

- Establecer un grupo de trabajo interno para revisar qué espacios de decisión podrían abrirse a participación estructurada.

- Crear un primer comité consultivo de pacientes, aunque sea pequeño, con objetivos claros y seguimiento real.

- Formar a profesionales en escucha activa y participación, y a pacientes en habilidades de comunicación y comprensión del sistema.

- Incluir la perspectiva del paciente en la evaluación de servicios y resultados, más allá de encuestas de satisfacción.

- Empezar por pequeños proyectos de cocreación.

5. Cinco porqués para no construir los hospitales del futuro sin sus pacientes

Los hospitales del futuro no pueden construirse sin la participación de quienes, precisamente, les dan sentido: los pacientes. Y cuanto antes lo entendamos, antes dejaremos de hablar de humanización como un proyecto, y empezaremos a vivirla como una práctica habitual.

- Porque los hospitales del futuro no se diseñan solo con tecnología, sino con humanidad. Y nadie puede aportar más humanidad al sistema que quienes viven la enfermedad desde dentro.

- Porque los pacientes no son solo beneficiarios de los servicios sanitarios, sino también expertos en su propia vivencia, portadores de un conocimiento que ningún protocolo recoge, pero que puede transformar el modo en el que se cuida, se comunica y se organiza la atención.

- Porque un sistema que no escucha a sus usuarios está incompleto, y un hospital que no integra a sus pacientes como parte del equipo toma decisiones sin contar con toda la información.

- Porque la participación del paciente no es una concesión: es una palanca de cambio. Mejora la calidad, fortalece la seguridad, aumenta la adherencia y genera confianza.

- Porque, en última instancia, los hospitales no están hechos solo para curar, sino para cuidar. Y cuidar requiere mirar, escuchar, incluir. No como una excepción, sino como norma.

6. Ejemplos reales en España

El compromiso con la participación de los pacientes es una realidad palpable en distintos entornos sanitarios de España. Hospitales, centros de salud, redes autonómicas y entidades sin ánimo de lucro han comenzado a sentar las bases de una cultura sanitaria más participativa. Esta transición está siendo liderada tanto desde dentro del sistema como desde las asociaciones de pacientes, creando nuevas formas de gobernanza compartida.

- El Hospital Clínic de Barcelona[4], por ejemplo, ha puesto en marcha un espacio d'intercambio de experiencias (EIE), donde pacientes, familiares y profesionales dialogan de forma estructurada sobre la experiencia asistencial generando más de 80 grupos focales y cerca de 90 proyectos de mejora aplicados.

- En el Hospital Vall d'Hebron[5], el modelo ICE (impulsar, cocrear, evaluar) articula la participación de asociaciones de pacientes en comisiones estables que colaboran en la mejora de áreas asistenciales específicas. Se han desarrollado herramientas como la revisión de materiales en lectura fácil o la cocreación de circuitos de atención.

- Hospital Universitario del Henares o el de Torrejón, con un enfoque parecido, los consejos asesores de pacientes se han convertido en órganos activos de consulta e impulso de propuestas.

- En el Hospital Sant Joan de Déu de Barcelona[6], los consejos de familias y jóvenes participan en decisiones clave relacionadas con los servicios, la información y la humanización del entorno hospitalario.

- Fundació Assistencial Mútua de Terrassa (FAMT)[7], ha aplicado una metodología completa para mejorar la experiencia del paciente en consultas externas. A través de entrevistas en profundidad, *shadowing*, grupos focales con pacientes y talleres de cocreación con profesionales, se ha trazado un *patient journey* detallado de los servicios de Traumatología y Oncohematología, identificando *gain points* y *pain points* y proponiendo más de 30 medidas estructurales de mejora.

- A nivel autonómico, varias comunidades han implementado escuelas de pacientes, como la de Andalucía, Canarias o el programa Paciente Activo en el País Vasco. En estos espacios formativos, los pacientes adquieren conocimientos y habilidades que no solo mejoran su autocuidado, sino que también les capacitan para colaborar como agentes de salud.

- Experiencias internacionales. El grupo hospitalario Vivalto[8] Santé, uno de los principales grupos hospitalarios privados de Europa (gestiona más de 100 establecimientos de salud), con presencia en seis países: Francia, Suiza, Portugal, España, República Checa y Eslovaquia, ha desarrollado un modelo integral de experiencia del paciente basado en tres pilares:

  ○ La creación de un referencial común de calidad asistencial definido junto a pacientes y profesionales.

  ○ La implementación de sistemas de escucha activa y análisis del *feedback* para planes de mejora.

  ○ La promoción de la colaboración con pacientes socios en los proyectos asistenciales.

  Este enfoque transversal demuestra cómo un grupo multisede puede institucionalizar la participación de manera efectiva.

7. Una cuestión ética y organizativa

Institucionalizar la participación de los pacientes es también un imperativo ético. La equidad en salud no puede limitarse al acceso a los servicios: debe extenderse a la posibilidad real de incidir en su diseño, evaluación y mejora. Y esto implica reconocer que quienes viven con una enfermedad, o quienes cuidan, poseen un conocimiento que enriquece y cuestiona las evidencias establecidas.

Desde un punto de vista organizativo, incluir al paciente como parte del sistema requiere estructuras específicas como unidades de experiencia del paciente, consejos asesores, formación reglada, indicadores de participación, sistemas de devolución y seguimiento, y mecanismos de evaluación compartida. Sin estos elementos, la participación queda a merced de la buena voluntad individual.

El equilibrio es clave. Escuchar a los pacientes no significa invalidar el saber técnico, ni suplantar el liderazgo clínico o de gestión. Significa incorporar una nueva capa de sentido que, al integrarse con las demás, mejora la calidad de las decisiones. Pero para que esta transformación no se quede en el plano simbólico, y para que las experiencias compartidas puedan ser escaladas e institucionalizadas, es necesario también cambiar la forma en la que medimos el valor de lo que hacemos.

8. Hacia los hospitales del futuro: institucionalizar el cambio

Para avanzar hacia hospitales verdaderamente centrados en las personas, es imprescindible pasar de proyectos piloto a políticas estructurales. Esto implica que la participación del paciente deje de depender de liderazgos individuales o iniciativas puntuales, y se convierta en una práctica institucionalizada, transversal y evaluable.

Las instituciones sanitarias del futuro no solo medirán resultados clínicos, sino también el impacto de la participación ciudadana. Contarán con pacientes formados e integrados en los procesos de decisión. Promoverán la innovación con propósito, basada en la experiencia real. Y serán espacios de diálogo donde la diferencia de roles no se traduzca en jerarquía, sino en complementariedad.

Empoderar al paciente no es ceder el timón: es compartir el rumbo. Es asumir que los sistemas de salud son más fuertes cuando escuchan, se abren y se dejan transformar por quienes más los necesitan. En definitiva, es construir un sistema más justo, más humano y eficaz para todos.

9. Medir distinto para transformar de verdad

Empoderar al paciente no solo implica escucharle o incluirle en ciertas decisiones: también requiere cambiar la forma en la que medimos el valor en salud. Tradicionalmente, los sistemas sanitarios han evaluado su rendimiento a partir de indicadores clínicos, eficiencia económica y productividad. Sin embargo, si aspiramos a un sistema centrado en las personas y no solo en los procesos, debemos ampliar nuestros marcos de medición hacia métricas que reflejen la experiencia, la participación y el impacto real.

Esto implica ir más allá de las encuestas de satisfacción e incorporar indicadores de resultado vinculados a la participación significativa del paciente, tales como grado de implicación en proyectos de cocreación o gobernanza; nivel de autonomía y comprensión del tratamiento percibido por los pacientes; número de propuestas surgidas de pacientes implementadas con éxito; y evolución en indicadores de confianza, bienestar o percepción de seguridad.

En este marco, herramientas como el SROI (*social return on investment*) se consolidan como metodologías especialmente útiles. El SROI permite cuantificar el valor social creado por una intervención, considerando tanto los beneficios tangibles (como reducción de costes por ingresos evitables) como los intangibles (como la mejora del bienestar, la confianza o la capacidad de autocuidado...).

Aplicar el SROI en un hospital implica varias fases: identificar los objetivos del proyecto, mapear a los actores implicados (pacientes, profesionales, sistema), recoger datos cualitativos y cuantitativos sobre los cambios generados y asignarles un valor estimado, para después establecer la relación entre la inversión realizada y el impacto generado.

Un ejemplo de aplicación real de este enfoque lo encontramos en España, con el análisis del retorno social de la inversión en la mejora de la atención a personas con EPOC. El estudio, publicado en 2022, en el *International Journal of Chronic Obstructive Pulmonary Disease*, fue impulsado por profesionales del Hospital de La Princesa, la Universidad Autónoma de Madrid y la asociación de pacientes APEPOC. Los resultados fueron concluyentes: Por cada euro invertido en la estrategia, se proyecta un retorno social de 3.11 €. Un 67 % del impacto corresponde a beneficios intangibles, como la mejora de la calidad de vida, mayor comprensión de la enfermedad y mejor relación con los profesionales. El 33 % restante son beneficios directos para el sistema sanitario, principalmente por reducción de hospitalizaciones evitables y optimización de recursos.

El análisis identificó también impactos positivos para los tres grandes actores del sistema: pacientes, que ganan en conocimiento, seguridad y satisfacción; profesionales, que reducen presión asistencial y mejoran su motivación al ofrecer una atención más centrada en la persona; sistema sanitario, que ahorra recursos y obtiene evidencia sólida para políticas públicas más sostenibles.

Esto demuestra que incorporar la voz del paciente no es una acción simbólica ni un gasto, sino una decisión estratégica con alto retorno social. Medir el impacto desde el valor generado —no solo desde el coste evitado— es esencial para construir hospitales del futuro más justos, más humanos y eficaces. Cuando el paciente participa, el sistema no solo mejora: evoluciona.

10. *Checklist* para liderar desde la experiencia del paciente

Toda transformación comienza con una decisión. Estas preguntas no quieren ser una auditoría, sino una brújula para revisar el camino recorrido y lo que aún queda:

1. ¿He creado estructuras reales de participación?

- ¿Existen espacios estables donde los pacientes participen en la toma de decisiones?
- ¿Están definidos los roles, tiempos y objetivos?

2. ¿He formado y acompañado a los pacientes que participan?

- ¿Tienen acceso a formación en lenguaje claro, estructuras del sistema y habilidades de participación?
- ¿Se sienten seguros y escuchados durante todo el proceso?

3 ¿He formado también a los profesionales?

- ¿Cuentan con herramientas para escuchar, dialogar y cocrear?
- ¿Han interiorizado que la experiencia del paciente es conocimiento válido?

4. ¿Estoy midiendo lo que importa?

- ¿Evaluamos la experiencia vivida, no solo los resultados clínicos?
- ¿Medimos el valor desde el impacto humano, no solo desde el coste evitado?

5. ¿Estoy dispuesto a cambiar a partir de lo que escucho?

- ¿Las aportaciones de los pacientes se traducen en cambios reales?

- ¿Existe un sistema de devolución y seguimiento?

Porque liderar con los pacientes no es añadir una capa de participación al final del proceso. Es transformar el proceso desde el principio.

9
Hospitales sin paredes

Jordi Serrano-Pons, Iñaki Alegría e
Isaac Cano

1. Del edificio al ecosistema: redefiniendo el hospital

Durante siglos, los hospitales han sido considerados como los templos de la enfermedad. Grandes estructuras de concreto y ladrillo donde se han concentrado todo el saber médico, las nuevas tecnologías, sobre todo durante los últimos 150 años y los cuidados y tratamientos concretos.

No obstante, hoy en día, tras 25-30 años de haber empezado la era digital y, aunque en salud siempre se está por detrás en digitalización con respecto a otros campos, esta noción tradicional del hospital podría empezar a cambiar muy rápidamente.

Hoy, hablar del hospital sin paredes (HSP) o del también llamado hospital líquido (HL) no es una metáfora: es una realidad en construcción que ya está ocurriendo en algunos sitios. Durante un año y medio o dos, la pandemia nos confirmó y demostró que era posible.

La transformación del hospital hacia un modelo más distribuido, comunitario y digital plantea una pregunta crucial: ¿es posible descentralizar la atención hospitalaria sin comprometer la calidad de algunos procesos hospitalarios?

Este capítulo se sumerge en los pros y contras de este modelo emergente, sus estrategias clave, el papel de la tecnología e IA, y algunos casos prácticos que ya están marcando el camino.

2. Hospital sin paredes no es hospitalización a domicilio

Tal vez para algunas personas los conceptos de hospital sin paredes y el de hospitalización a domicilio (HAD) son parecidos, pero es importante aclarar conceptos y dejar claro que son conceptos estrechamente relacionados, pero no equivalentes.

El concepto de HSP quiere ser un marco más amplio, estratégico y transformador, mientras que el HAD es una modalidad concreta de atención asistencial que ya tiene sus orígenes en prácticas de hace más de 70 años[1]. En 1947, el Hospital Guido Montefiore de Nueva York sentó las bases de la hospitalización a domicilio (HAD), al permitir que ciertos pacientes finalizaran su recuperación en casa, acompañados por un equipo sanitario (enfermera, rehabilitador y asistencia social). No se trataba solamente de liberar camas hospitalarias, sino de comenzar a humanizar la atención sanitaria, reconociendo el valor del entorno familiar en la curación[1]. En España, la HAD se materializó en 1981, en el Hospital Provincial de Madrid[1].

Los HSP son, sin embargo, un paradigma más ambicioso que redefine los límites físicos del hospital. Se basa en una red extendida de atención, donde la atención sanitaria se descentraliza mediante herramientas digitales, telemedicina, inteligencia artificial, dispositivos portátiles, y fuerte coordinación y colaboración con la atención primaria, farmacia comunitaria, salud pública, etc.

No se limita solo a la atención domiciliaria, sino que abarca prevención, diagnóstico, tratamiento y seguimiento continuo más allá de las paredes físicas del hospital.

3. Pros y contras de los hospitales sin paredes

El HDF debería deslizarse hacia un HSP sin ninguna duda con sus pros, pero también podría acarrear algunas contras.

Pros: a) Acceso más equitativo y cercano: la descentralización permite acercar los servicios de salud a comunidades rurales o remotas, llegan. b) Descongestión hospitalaria: reducir el número de pacientes que acuden al hospital por afecciones leves o crónicas. c) Mejor continuidad del cuidado: al integrar hospitales, AP y servicios domiciliarios, se logra una atención más longitudinal. d) Reducción de costos sistémicos: menor dependencia de infraestructuras físicas permitirá destinar más recursos a prevención, tecnología y personal.

Contras: a) Desigualdades regionales: puede exacerbar estas desigualdades, ya que no siempre la conectividad mínima ni las mínimas capacidades digitales están presentes. b) Fragmentación del cuidado: sin una buena coordinación e integración, podría derivar en pérdida de información o duplicidad de esfuerzos; c) De difícil implementación: el modelo hospitalocéntrico en su versión más vertical está profundamente arraigado y requerirá de una gran voluntad política para el cambio. d) Riesgos en la calidad y seguridad: llevar procedimientos complejos fuera del hospital exige protocolos rigurosos y formación específica.

4. Estrategias para descentralizar la atención

La descentralización no es un proceso único ni automático. Es un largo proceso que va a requerir una planificación, una inversión a largo término y una visión integrada del sistema. Algunas estrategias necesarias para ir implementando este nueva sistema podría ser[2, 3, 4, 5]:

- **Fortalecimiento de la atención primaria.** Convertir los centros de salud primaria en los nodos que resuelvan un porcentaje muy alto de las necesidades médicas de una forma proactiva.

- **Integración entre niveles asistenciales.** Establecimiento de sistemas de referencia y contrarreferencia fluidos entre hospitales, atención primaria y salud domiciliaria.

- **Más hospitalización domiciliaria.** Trasladar cuidados clínicos y monitoreo a domicilio para pacientes crónicos cuando sea posible.

- **Nodos periféricos.** Pequeñas unidades de alta especialización diagnósticas o quirúrgicas fuera del hospital central habilitadas en los centros de AP.

- **Equipos móviles de salud comunitaria.** Personal multidisciplinario que pueda desplazarse a zonas vulnerables con equipamiento portátil. En países de baja renta el Paquete de Intervenciones Esenciales para las Enfermedades No Transmisibles – Plus (PEN-Plus) desarrollado por la OMS es un modelo de atención integrada para enfermedades crónicas no transmisibles (ENT) graves que tiene como objetivo descentralizar los servicios y aumentar el acceso.

5. Tecnologías digitales e IA como soporte

La digitalización se ha convertido en el pilar fundamental del hospital sin paredes, un modelo sanitario que trasciende los límites físicos para ofrecer atención continua y personalizada. Sin las herramientas tecnológicas adecuadas, esta descentralización sería inviable, ya que la coordinación entre profesionales, pacientes y dispositivos requiere sistemas interoperables y en tiempo real.

La historia clínica electrónica interoperable (HCEi)[6] es el núcleo de este ecosistema, permitiendo que los datos del paciente fluyan con él, independientemente de dónde reciba atención. Además, las *apps* de historia clínica personal empoderan a los ciudadanos, que ya no son sujetos pasivos, sino gestores activos de su salud: pueden agregar datos de *wearables*, informes de otros centros o incluso registrar síntomas desde casa.

La inteligencia artificial actúa como catalizador de esta transformación, con dos enfoques complementarios. Por un lado, el *machine learning* (aprendizaje automático) analiza grandes volúmenes de datos para predecir riesgos, como descompensaciones en pacientes crónicos, o priorizar casos urgentes en sistemas de triaje. Por otro, la IA generativa —como los modelos de lenguaje avanzados (LLM)— revolucionará la interacción con pacientes y profesionales: con chatbots que resuelven dudas médicas hasta sistemas que sintetizarán informes clínicos.

Sin embargo, su implementación exige cautela, ya que los hallucinios (errores en las respuestas) o los sesgos en los datos pueden comprometer la seguridad. Aquí, tecnologías como el RAG (Retrieval-Augmented Generation)[7] marcan la diferencia, al anclar las respuestas de la IA en fuentes médicas verificadas.

La prevención y el autocuidado también se benefician de esta revolución digital. Plataformas de telemedicina y dispositivos de monitoreo remoto (como pulsioxímetros o *wearables* de glucosa) permiten seguimientos precisos sin saturar los centros de salud.

Estos avances no solo mejoran resultados clínicos, sino que redistribuyen recursos hacia un modelo proactivo y preventivo, donde la tecnología acerca la salud a las personas, y no al revés. El reto ahora es garantizar equidad en el acceso y diseñar sistemas éticos, transparentes y centrados en el ser humano.

Un buen ejemplo del uso de tecnologías digitales e IA como soporte al hospital sin paredes son los programas de cuidados periquirúrgicos, que gracias al uso de plataformas de salud digital y de aplicaciones móviles coordinan a los equipos de profesionales e incentivan al paciente a su autogestión antes y después de intervenciones:

El programa Surgifit[8] de prehabilitación trimodal del Clínic, enfocado en el entrenamiento físico, el soporte nutricional y el apoyo psicológico a través de la terapia de *mindfulness*, ofrece estrategias innovadoras que hasta ahora no se habían aplicado antes de una cirugía. Un estudio previo realizado por el grupo del Clínic con pacientes sometidos a cirugía abdominal mayor ha demostrado que un programa preoperatorio de entrenamiento físico de 4 semanas puede reducir la incidencia de complicaciones hasta en un 50 % en pacientes de alto riesgo. Una *spin-off* del mismo hospital Health Circuit[9] ha lanzado una plataforma para descentralizar la mayor parte de las actividades del programa de prehabilitación y que el paciente pueda seguir el programa desde su domicilio, en el aire libre o en gimnasios fuera del hospital.

6. Ejemplos de descentralización hospitalaria

* Reino Unido (Virtual Wards del NHS). Durante la pandemia, el NHS implementó el Virtual Wards para pacientes con COVID-19 que podían ser monitorizados desde casa con oxímetros y seguimiento diario por videollamada. Este modelo se ha extendido a otras patologías, como insuficiencia cardíaca[10].

* Colombia (Hospital verde y saludable). En Antioquia, el programa Hospital Verde incluye la expansión de puntos de atención rurales conectados digitalmente con los hospitales cabecera. Se prioriza la atención primaria y la prevención. Aquí el hospital sin paredes se sinergia con el hospital verde[11].

* Suecia y Noruega (centros satélite con IA). Algunas regiones han implementado centros periféricos sin médicos presenciales, donde el paciente se autogestiona con ayuda de dispositivos, y los resultados son evaluados remotamente por profesionales[12].

* India (Mohalla Clinics en Delhi). Pequeñas clínicas urbanas en barrios densamente poblados que ofrecen atención primaria gratuita, reduciendo la presión sobre hospitales terciarios[13].

* España. La Comunidad de Madrid extenderá algunos tratamientos oncológicos a domicilio en todos los hospitales públicos a partir del 2026[14].

7. Hacia un ecosistema descentralizado

El hospital sin paredes no busca eliminar al hospital, sino liberarlo de cargas innecesarias y reconectarlo todo lo que sea posible con el tejido social. El HSP requiere una arquitectura sanitaria donde los servicios estén distribuidos, coordinados, digitalizados y centrados alrededor del paciente. Este modelo busca liberar al hospital de cargas innecesarias y reconectarlo con el tejido social, integrando servicios de salud en la comunidad y el hogar.

Los HSP no se limitan a la hospitalización domiciliaria; abarcan una red extendida de atención que incluye prevención, diagnóstico, tratamiento y seguimiento continuo, utilizando herramientas digitales, telemedicina, inteligencia artificial y dispositivos portátiles. Esta transformación permite acercar los servicios de salud a comunidades rurales o remotas, mejorar la continuidad del cuidado y reducir costos sistémicos.

Sin embargo, la implementación de los HSP enfrenta desafíos como desigualdades regionales en conectividad, riesgo de fragmentación del cuidado y resistencia institucional al cambio. Para superar estos obstáculos, se proponen estrategias como el fortalecimiento de la atención primaria, integración entre niveles asistenciales, programas de hospitalización domiciliaria, centros satélite y equipos móviles de salud comunitaria.

La digitalización es fundamental para los HSP, con herramientas como la HCE interoperable, aplicaciones de historia personal del paciente, plataformas de telemedicina, dispositivos de monitoreo remoto e integración de la IA en sistemas de triaje y seguimiento. Estas tecnologías permitirán una atención más personalizada y eficiente en los HDF.

En el hospital del futuro podríamos imaginar hospitales híbridos, combinando tecnología sin cables, cuidados sin muros y una medicina sin distancias, centrada en el paciente y muy adaptada a las necesidades de la comunidad.

10
Hospitales verdes

Jordi Serrano-Pons, Jaume Durán y
Elena Codina

1. Objetivos de sostenibilidad en la atención sanitaria

Para los responsables de la sanidad el concepto de sostenibilidad en el cuidado de la salud debería basarse en la premisa de que la atención sanitaria debe brindar en todos los casos posibles servicios de tratamiento y prevención de alta calidad sin comprometer los recursos naturales presentes y futuros.

La aplicación de esta premisa abarca diversas áreas, desde la eficiencia energética hasta la optimización de recursos materiales y reducción de desechos. Los objetivos tienen como finalidad reducir la huella de carbono, minimizar el impacto negativo medioambiental y garantizar condiciones saludables para toda la comunidad.

Los objetivos pueden ser más o menos alcanzables según las circunstancias de cada institución. Estos objetivos abarcan: la reducción del consumo energético con fuentes renovables y tecnologías eficientes; la disminución de emisiones de CO_2 mediante mejoras en infraestructura, la logística y la educación; la implementación de procesos de gestión de residuos más sostenibles; el fomento del uso de materiales ecológicos en la construcción y el mantenimiento en los hospitales; la promoción de una cultura organizacional orientada a la sostenibilidad.

Las nuevas construcciones de hospitales ya tienen unas regulaciones más acordes con la sostenibilidad ambiental, pero las dificultades provienen principalmente de la falta de liderazgo en la gobernanza de una mayoría de hospitales construidos con anterioridad porque este liderazgo no está especialmente obligado a hacer más.

2. Sobre todo una decisión de la gobernanza

Entre las fortalezas que destacan los objetivos de mejora de sostenibilidad medioambiental en los centros hospitalarios, y siguiendo el marco referencial del proyecto SAT (Sustainability Accelerator Tool) que promueve la GSC (Geneva Sustainability Centre)[1] en el contexto de la IHF (International Hospital Federation), la gobernanza y cultura institucional son pilares fundamentales de la transformación de las organizaciones en esta dirección.

Gobernanza y cultura que deben ser explicitadas en el propósito último (la mejora de la vida de las personas no es ya posible sin la mejora de la vida del planeta) y concretamente en los valores que las definen.

Los valores traducen las aspiraciones éticas de aquellas entidades que prestan sus servicios en beneficio de pacientes y comunidades. Como Potter ya defendió en 1971 en *Bridge to the future*[2], sigue vigente la idea de que la ética médica debe conectar con la biológica, la ecológica y con los valores humanos para preservar la vida en el planeta.

Los objetivos generales de un buen gobierno en relación a la sostenibilidad no pueden ser otros que los de la mitigación o descarbonización de los centros hospitalarios, que constituyen un claro ejemplo de impacto negativo para la salud del planeta[3] y los de adaptación a las nuevas realidades que el proceso de cambio climático generan en nuestras sociedades, destacando aquí el rol indiscutible que los centros hospitalarios asumen como claros prescriptores de salud en cada uno de sus momentos de la verdad, en cada atención que prestan.

En relación con el proyecto de mitigación estratégica en las Instituciones, deberá contemplarse para cualquier tipo de estructura, arquitectónica o ingenieril, que sea necesaria para la prestación de los servicios, desde su diseño, implementación y mejora o reforma, como para todos aquellos procesos que las contemplan para su despliegue operativo.

Este marco obliga a considerar los procesos estratégicos de la institución (véase el mismo propósito institucional, las políticas de calidad, los marcos de desarrollo y formación profesional, las estrategias tecnológicas y de alianzas de conocimiento, la innovación e investigación...); los procesos clave, aquellos que conforman las prestaciones de los servicios y que pueden y deben considerarse separadamente y de forma global (área quirúrgica, área de internamiento, atención ambulatoria, atención urgente, etc.); y los procesos de soporte que incluyen servicios tan esenciales como la logística, las compras de productos, así como su almacenamiento y manipulación, la gestión de residuos, restauración y cocinas, limpieza, seguridad...

Una gobernanza y dirección responsable con la sostenibilidad contemplarán el proyecto como un reto a corto, a medio y a largo plazo, considerando aquellos apoyos organizativos, tecnológicos y presupuestarios (se trata de contemplar la sostenibilidad como una de las mejores inversiones capaz de reducir uno de los peores costes, especialmente para las generaciones futuras) necesarios (claros objetivos estratégicos, estructura directiva y despliegue operativo).

Solo desde esta perspectiva global de la institución podemos considerar el futuro sostenible, en general, de las instituciones hospitalarias. Este futuro se sostiene en 3 ces:

- Consistencia que refleja un propósito con sentido ético y justo para con el presente y el futuro.

- Confianza que genera la consecución de resultados claros y objetivos vinculados a la acreditación por entidades expertas y reconocidas.

- Contribución a la sociedad en la que las organizaciones se desenvuelven.

3. Definición de un hospital verde

Según la Agenda Global para Hospitales Verdes y Saludables: «Un hospital verde y saludable es un establecimiento que promueve la salud pública, reduciendo continuamente su impacto ambiental y eliminando, en última instancia, su contribución a la carga de morbilidad. Un hospital verde y saludable reconoce la relación que existe entre la salud humana y el medio ambiente, y lo demuestra a través de su administración, su estrategia y sus operaciones. Conecta las necesidades locales con la acción ambiental y ejerce la prevención primaria participando activamente en la comunidad[4].

En este contexto, la transición obligatoria hacia los hospitales verdes se presenta como una necesidad imperante en el marco de la lucha contra el cambio climático y la promoción de un sistema de salud más sostenible. Una comunidad importante de estos hospitales participa en la llamada Red Global de Hospitales Verdes y Saludables.

4. Hospitales más sostenibles y ecológicos

Podríamos hablar de 4 grandes pilares fundamentales del hospital verde para conseguir hospitales sostenibles y ecológicos[4]:

- **Gestión por procesos sostenibles.** Las estrategias pueden variar dependiendo del grado de desarrollo, pero, en general, encontraríamos: optimización de los sistemas de climatización y ventilación; uso de equipos médicos con certificación de bajo consumo; priorización de insumos y medicamentos con menor impacto; y digitalización de registros médicos para reducir el uso de papel en los sitios sin digitalizar acumulando.

- **Eficiencia energética.** El consumo energético es una de las principales fuentes de emisión de CO_2. La adopción de medidas incluye, entre otras: instalación de paneles solares; implementación de sistemas LED; uso de sensores de movimiento para regular la iluminación; mantenimiento de equipos médicos y sistemas de calefacción.

- **Gestión de residuos.** La implementación de programas de reciclaje y la reducción de residuos médicos pueden disminuir significativamente el impacto ambiental. Entre las medidas encontramos: clasificación eficiente de residuos hospitalarios; reutilización y reciclaje de materiales; uso de envases biodegradables en farmacias y comedores hospitalarios; reducción de plásticos de un solo uso.

- **Diseño sostenible.** El diseño de los hospitales tiene un impacto directo en su eficiencia ambiental. Se pueden incluir: uso de materiales ecológicos en la construcción; diseño de edificios con ventilación natural y optimización de la luz solar; sistemas de recolección de lluvia para su reutilización; y creación de jardines terapéuticos y espacios verdes en instalaciones hospitalarias.

5. Iniciativas globales

- La Red Global de Hospitales Verdes y Saludables (GGHH) es una iniciativa de Health Care Without Harm (HCWH) que reúne a más de 2000 miembros en 86 países[5], incluyendo hospitales, sistemas de salud, ministerios y organizaciones profesionales. Su objetivo es transformar el sector salud para proteger tanto la salud humana como la del planeta.

- Health Care Without Hare Europe es la rama europea de Health Care Without Harm. Entre sus proyectos destacados se encuentran[6]:

  - Born Green Generation. Busca eliminar plásticos y productos químicos tóxicos en áreas de maternidad, neonatología y pediatría.

  - Life Resystal. Desarrolla marcos de resiliencia climática para sistemas y hospitales.

  - PharmaSmart. Ayuda a los farmacéuticos a adoptar prácticas más ecológicas.

  - Reusable Textiles Revolution. Promueve el uso de textiles reutilizables.

6. Hospitales protectores

Los hospitales, a lo largo de la historia, han tenido un rol con intención curativa con mucho poco éxito hasta hace pocas décadas. La evolución sin parangón de la medicina ha permitido curar o cronificar muchas enfermedades antes incurables. No obstante, esto empieza a ser insuficiente, ya que la evolución y los nuevos roles de los hospitales requieren que el hospital del futuro intervenga en la protección y la prevención de los daños causados por la propia actividad del hospital y también de la exposición al exposoma como base de la definición individual de la salud o enfermedad.

Algunas iniciativas han destacado, sobre todo en pediatría, como iniciativas que pretenden prevenir, educar, investigar y evaluar clínicamente, así como aumentar la implicación y la responsabilidad del propio paciente (o familia, en el caso de pediatría) en el estado de salud.

Unidades de salud medioambiental pediátricas

Las PEHSU[7] (*Pediatric Environmental Health Specialty Unit* en inglés) son unidades de salud medioambiental pediátricas especializadas en la prevención, diagnóstico, tratamiento y educación sobre los efectos de factores ambientales en la salud infantil. Estas unidades están formadas idealmente por equipos están formadas por pediatras ambientales que trabajan junto a otros profesionales sanitarios (otras especialidades pediátricas, enfermería, matronas, etc.), así como nuevos perfiles profesionales (ingenieros, arquitectos, ambientólogos, etc.) y especialistas en salud pública, entre otros, que identifican y reducen riesgos medioambientales.

Las PEHSU se implican en la evaluación clínica de niños expuestos a contaminantes ambientales (plomo, pesticidas, metales pesados, contaminantes del aire, etc.; asesoramiento a familias y profesionales de la salud sobre cómo minimizar riesgos ambientales; educación y formación para personal sanitario, escuelas y comunidades; investigación sobre enfermedades infantiles relacionadas con el entorno (asma, trastornos del neurodesarrollo, cáncer infantil, etc.); y apoyo en políticas públicas de salud ambiental pediátrica.

Las PEHSU son unidades transversales que quieren trabajar con muchas de las otras unidades y servicios de diferentes especialidades médicas con el objetivo de transformar los hospitales en sitios de protección, recomendando estilos de vida y tratamientos que sean beneficiosos para la salud del paciente y la salud del planeta (p. ej., recomendarles a los niños y niñas que se desplacen a su centro escolar en bicicleta).

Proyecto Born Green Generation

El proyecto Born Green Generation[8], liderado por la organización HCWH Europe tiene como objetivo transformar las unidades de maternidad, neonatología y pediatría en espacios libres de plásticos y sustancias químicas peligrosas. La colaboración incluye múltiples proveedores de atención médica y universidades de diferentes centros europeos.

Sus objetivos principales son: eliminar progresivamente el uso de plásticos y productos químicos tóxicos en las áreas de maternidad, neonatología y pediatría; proteger a las poblaciones vulnerables de exposiciones nocivas durante los primeros 1000 días de vida; implementar prácticas sostenibles y circulares en entornos hospitalarios, promover el uso de materiales no tóxicos y reutilizables; formar a profesionales de la salud sobre la exposición a plásticos, disruptores endocrinos y productos químicos potencialmente peligrosos.

Educar para construir salud desde los primeros 1000 días

Desde la concepción hasta el segundo cumpleaños del bebé, se abre una ventana única: los primeros 1000 días de vida[9]. Este periodo representa un momento crítico para moldear la salud presente y futura, ya que es cuando se forman todos los órganos y tejidos fundamentales del cuerpo. La forma en la que gestionamos la salud durante esta etapa puede determinar si en el futuro se disfruta de una vida saludable o se presentan afectaciones en el bienestar a largo plazo. Las claves prácticas que los padres pueden aplicar durante la gestación y la crianza para garantizar beneficios que acompañarán a sus hijos toda la vida son: adoptar una alimentación equilibrada y saludable; construir un vínculo afectivo fuerte y un apego seguro; reducir la exposición a tóxicos ambientales; y fomentar la conexión con la naturaleza. En el libro *Los primeros mil días: hábitos para un embarazo, una infancia y una vida saludable*[10] se describen claves que se pueden aplicar durante la gestación y la crianza y que aportarán beneficios para toda la vida. Los HDF deberían tener un papel fundamental, no solo como centros de tratamiento, sino como espacios de formación, ayudando a entender la importancia de estos primeros 1000 días a las familias.

11
Transferencia tecnológica y actores impulsores

Jordi Serrano-Pons

1. De la investigación a la innovación

El recorrido desde la investigación básica hasta la aplicación práctica de algunas innovaciones en entornos hospitalarios implica un parte de trayecto nada fácil, conocido como el valle de la muerte, donde la mayoría de las innovaciones sucumben. En los últimos años se han desarrollado modelos colaborativos entre hospitales, universidades, centros tecnológicos y empresas para reducir esta brecha. Muchos hospitales ya no son solo receptores pasivos de tecnología, sino espacios de validación de nuevas soluciones terapéuticas y generadores de un conocimiento que debe impulsarse hacia la innovación.

Los hospitales del futuro tienen la oportunidad de apalancarse en la transferencia tecnológica como uno de sus pilares para poder transformarse. Este enfoque requiere nuevas competencias institucionales: desde oficinas de transferencia tecnológica hasta unidades de innovación clínica, capaces de identificar oportunidades y facilitar la protección intelectual, acuerdos de licencia y pruebas piloto con impacto real.

Un caso paradigmático del valor que puede generar una *spin-off* hospitalaria es el de Prometheus Biosciences[1], una empresa derivada del prestigioso Hospital Cedars-Sinai de Los Ángeles. Fundada en medicina de precisión para enfermedades inmunomediadas, se centró finalmente en la enfermedad inflamatoria intestinal (EII).

Prometheus desarrolló una plataforma altamente innovadora, Prometheus360™, que combina IA con una de las bases de datos bioinformáticas gastrointestinales más amplias del mundo logrando identificar biomarcadores específicos y diseñar terapias personalizadas adaptadas al perfil genético y clínico. En 2023, Merck la adquirió por 10 800 millones de dólares[1]. Este caso demuestra cómo una *spin-off* nacida en el seno de un hospital puede convertirse en un activo de altísimo valor económico, clínico y científico.

Para los HDF, apoyar la creación de *spin-offs* biotecnológicas no es solo una vía de innovación asistencial, sino también una estrategia sostenible de retorno económico, generación de propiedad intelectual y atracción de talento.

2. Incentivos para una transferencia tecnológica base de la transformación

Los directivos de innovación en los hospitales que tienen capacidad para influir en la transformación hacia los hospitales del futuro deberían poder alinear sus líneas de trabajo con el plan estratégico de transformación de su centro.

Sin embargo, las dificultades económicas para sostener equipos propios en las unidades de innovación y en las oficinas de transferencia tecnológica (OTT), junto con la falta de alineación entre los incentivos de los clínicos, el desarrollo de innovaciones y los modelos de financiación hospitalaria, dificultan seriamente una visión optimista sobre la capacidad real de estas unidades para liderar la transición del hospital actual hacia el HDF.

La semilla puesta con estas unidades en los últimos 5 o 10 años es una oportunidad de transformación que no hay que perder y estas unidades deberían ser financiadas correctamente y poder coordinar con las consejerías de salud el máximo número de programas de innovación basados en asistencia sanitaria basada en el valor (ASBV) y la expansión de programas de compra pública innovadora (CPI).

Las oficinas de transferencia tecnológica en hospitales españoles son unidades especializadas dentro de institutos de investigación o fundaciones que gestionan la protección, valorización y comercialización de los resultados de investigación generados en el entorno clínico. Su función principal es facilitar que la innovación hospitalaria —como nuevos dispositivos, biomarcadores, terapias o algoritmos— llegue al mercado en forma de licencias, patentes o *spin-offs*.

En un ecosistema deseado de medicina personalizada, asistencia basada en el valor, hospitales sin paredes y hospitales verdes, el rol ideal de las OTT las llevaría a:

- Convertirse en los nodos estratégicos de innovación traslacional, integrando clínicos, tecnólogos y pacientes.

- Cocrear soluciones con impacto clínico y económico, priorizando aquellas que mejoren resultados en salud medibles (KPI).

- Fomentar *spin-offs* alineadas con necesidades asistenciales, especialmente en línea con la ASBV, el HSP y el hospital verde.

- Impulsar modelos de innovación abierta, con plataformas digitales interoperables y uso federado de datos para permitir una mayor colaboración interhospitalaria, hospitalaria-primaria y hospitalaria con otros *partners*.

- Medir el retorno social de la innovación, más allá de indicadores económicos.

Tabla 11.1 Algunas *spin-offs* creadas por centros hospitalarios españoles y sus institutos de investigación asociados

Centros hospitalarios	Institutos de investigación
Hospital Vall d' Hebron-Vall d'Hebron Research Institute (VHIR)	Mimark, Imidomics, D-sight, Endolipid Therapeutics, Manina Medtech, Transbiomed
Hospital Vall d' Hebron-Vall d'Hebron Institute of oncology (VHIO)	Peptomyc, Oniria therapeutics
Hospital Sant Joan de Déu (HSJD)	Gate2Brain, Cebiotex, Ephion Health
Hospital Clínic-IDIBAPS	Gyala Therapeutics, Freeox Biotech, Health Circuit, Reveal Genomics, Miwendo solutions
Hospital Sant Pau-Institut de Recerca de l'Hospital de Santa Creu i Sant Pau	Nanoligent, Glycardial Diagnostics
Hospital General Universitario Gregorio Marañón-Instituto de Investigación Sanitaria Gregorio Marañón (IiSGM)	Telara Pharma, Corify Care, Owned Innovation, Thytech
Hospital Universitario La Paz-Instituto de Investigación Sanitaria del Hospital Universitario La Paz-IdiPAZ	Biomedica Molecular Medicine
Hospital 12 de Octubre	TNC Terapia
Hospital Universitario y politécnico La Fe-Instituto de Investigación Sanitaria La Fe (IIS La Fe)	RI Medical
Hospital Taulí-I3PT	Tailor Surgery
IGTP (Germans Trias i Pujol)	Time is Brain, Nimble Diagnostics, Breaz, Debios Diagnostics, HealthTech Innovations

Centros hospitalarios	Institutos de investigación
Hospital Virgen del Rocío (Sevilla)	Vaxdyn
Hospital General de Elche-Universidad Miguel Hernández (UMH)	NeuroVital

3. Actores impulsores de transferencia tecnológica

Además de la labor que realizan los hospitales, resulta imprescindible contar con la colaboración de otros actores impulsores para favorecer la transferencia tecnológica. Esta cooperación permite avanzar hacia el hospital del futuro.

La industria farmacéutica

En los HDF, la colaboración con este sector será un pilar fundamental no solo en el desarrollo de medicamentos, sino también como motor de transferencia tecnológica e innovación clínica.

La industria está inyectando capacidad de innovación durante los últimos años a través de diversos mecanismos:

- Cocreación de herramientas clínicas. Cada vez más farmacéuticas apuestan por trabajar junto a hospitales y *startups* para desarrollar soluciones tecnológicas diseñadas para el entorno clínico real. El proyecto AZerca, fruto de la colaboración entre AstraZeneca, Tucuvi, Vall d'Hebron y Son Espases.

- Financiación de pilotos de innovación. Financian directamente proyectos en entornos hospitalarios para acelerar la adopción de tecnologías digitales: algoritmos diagnóstico con IA, plataformas de monitorización remota de pacientes crónicos, dispositivos conectados, soluciones predictiva, permitiendo validar en condiciones reales.

- *Venture studios* y *hubs* de innovación. Algunas farmacéuticas han creado estas figuras como centros de innovación abierta donde se incuban *startups* en colaboración con hospitales y centros académicos. Proporcionan mentoría, desarrollo tecnológico, datos clínicos anonimizados, validación, redes regulatorias. Por ejemplo: AION Labs, apoyado por AstraZ, Pfizer y Merck[2].

- *Hubs* globales. AstraZeneca ha instalado en Barcelona su *hub* global donde invertirá 1300 millones de euros para impulsar innovación clínica y científica en cinco áreas terapéuticas clave con hasta 2000 personas implicadas[3]. Sanofi también ha lanzado un *hub* digital en el distrito 22@ centrado en IA, datos clínicos y Real World Evidence, generando 300 empleos[4]. En Madrid, GSK opera su centro Gate2Health en Tres Cantos, promoviendo innovación abierta con startups, pacientes y profesionales sanitarios[5]. Estos *hubs* posicionan a España como polo estratégico para la innovación biomédica global y el número de interacciones con los hospitales es amplísima.

- Modelos federados y entornos de prueba. Algunas farmacéuticas han colaborado en modelos federados de IA. En estos entornos, los algoritmos aprenden con datos distribuidos directamente en los hospitales, sin necesidad de centralizarlos. Compañías como Savana, IOMED, IQVIA con la adquisición de Linguamatics, Capgemini Engineering, Sherpa.ai colaboran con la industria y hospitales para estructurar datos y crear Real World Evidence en entornos federados. En otro ejemplo relacionado con biomarcadores Owkin, colabora con hospitales europeos conjuntamente con Sanofi y Amgen[6].

- Digitalización de los ensayos clínicos. La industria está promoviendo que los hospitales adopten soluciones que mejoran el reclutamiento digital de pacientes, el seguimiento remoto a través de dispositivos conectados, captura de datos en tiempo real, tanto desde el hospital como desde el domicilio.

EIT Health

EIT Health ha sido un actor clave en la transferencia tecnológica desde hospitales hacia el mercado, mediante programas de apoyo y conexión a través de iniciativas como[7]:

- *Market Push* financiando hasta 20 000 € de proyectos hospitalarios en fases tempranas.

- Impulso de *spin-offs* mediante los premios *Health to Market*, con mentoría estratégica en colaboración con incubadoras, como el Madrid Science Park.

- *Venture Builder Deep Tech,* que ayudan a más de 17 *startups*, muchas nacidas en hospitales, a superar la fase entre validación científica y comercialización.

- Iniciativas especiales como i4KIDS del Hospital Sant Joan de Déu de Barcelona mediante el programa Wild Card, cofinanciando proyectos pediátricos innovadores con hasta 1.5 millones de euros, impulsando el White Paper europeo sobre innovación pediátrica, analizando barreras y proponiendo soluciones regulatorias y estructurales en esta especialidad, la pediátrica tan desatendida a nivel de inversión en investigación e innovación[8].

- Red nacional interdisciplinar que conecta hospitales, universidades, empresas e inversores para acelerar el paso de la innovación biomédica al paciente.

Fondos de inversión

En los HDF, contar con fondos propios para invertir en *spin-off* sería clave para acelerar la transferencia de innovación. En España, algunos sistemas de salud como el SERMAS (Madrid)[9] ya disponen de fondos para invertir directamente en capital semilla de proyectos surgidos en su red hospitalaria. Otros, como el IIS Aragón, contemplan en su normativa la posibilidad de crear estos fondos internos. Hospitales como el Hospital Clínic de Barcelona o el VHIR (Vall d'Hebron) impulsan *spin-offs* a través de modelos de coinversión, colaborando con fondos públicos (CDTI, EIT Health) y capital privado[10].

Desarrollar fondos propios daría a los hospitales mayor capacidad estratégica para retener talento, acelerar innovación y generar impacto directo en salud.

Tabla 11.2 Fondos de capital riesgo especializados para *startups* en salud (España)

Fondos / firma	Enfoque principal	Ejemplos de *startups* apoyadas
Asabys Partners	Biotecnología Salud Digital	Minoryx (*spin-off* de la UB) Anaconda Biomed SpliceBio Ona Therapeutics (*spin-off* del IRB e ICREA) Nuage Therapeutics (*spin-off* del IRB e ICREA)
CRB Inverbío SGECR, CRB Health Tech	Biotecnología Tecnología médica Salud Digital	Amadix (integró a Transbiomed, *Spin-off* del VHIR) VCN Biosciences (*Spin-off* del ICO) Sanifit (*spin-off* de la Univ. de las Islas Baleares-UIB) Nuubo Livo
Aliath Bioventures (Antigua Alta Life Sciences)	Biotecnología	Peptomyc (*spin-off* del VHIO) Minoryx DeepUll Ona Therapeutics (*spin-off* del IRB e ICREA)

Fondos / firma	Enfoque principal	Ejemplos de *startups* apoyadas
In Vivo Capital (HealthEquity quedó integrado)	Biotecnología	Gyala Therapeutics (*spin-off* del Hospital Clínic-IDIBAPS)
		OneChain Inmunotherapeutics (*spin-off* del IJC)
		Glycardial Diagnostics (*spin-off* del IR Sant Pau)
		Peptomyc (HealthEquity) (*spin-off* del VHIO)
		Minoryx (HealthEquity)
		Artex Biotech (*spin-off* de la Universidad de Valencia)
Ysios Capital	Biotecnología	Minoryx (*spin-off* de la UB)
		Aelix Therapeutics
		Amadix, (Integró a Transbiomed, *spin-off* del VHIR)
		Anaconda Biomed,
		SpliceBio
		Vivet Therapeutics (acuerdo de licencia con CIMA)
Inveready	Biotecnología Tecnología médica Salud digital	Oryzon Genomics
		Oxolife
		AptaTargets
		Avizorex
		Palo Biopharma
Capital Cell	Biotecnología Tecnología médica Salud digital	Peptomyc (*spin-off* del VHIO)
		ImmunNovative Developments
		Servatrix Biomed (*spin-off* de la UAM)
		Nuubo
		Oxolife
		Endolipid Therapeutics (*spin-off* del VHIR)

Fondos / firma	Enfoque principal	Ejemplos de *startups* apoyadas
Montana Impact Fund	Innovación pediátrica y hospitalaria Acuerdo de colaboración con Hospital Sant Joan de Déu	En fase inicial
Columbus Venture Partners	Biotecnología Terapias avanzadas	Vivet Therapeutics (acuerdo licencia con CIMA) Viralgen, Minoryx Minoryx (*spin-off* de la UB) Sanifit (*spin-off* de la UIB) Integra Tx
Clave Capital (Innohealth)	Biotecnología Tecnología médica Salud digital	D-Sight (*spin-off* del VHIR) OneChain Inmunotherapeutics (*spin-off* del IJC) Innitius MiMark Diagnostics(*spin-off* del VHIR) Corify Care (spin-off del Hospital Gregorio Marañon-IiSGM)

Tabla 11.3 Fondos de capital riesgo relacionados con la banca que invierten en innovación en salud

Fondo / firma	Enfoque principal	*Startups* apoyadas (ejemplos)
BSabadell Startup	*Healthtech*, biotecnología, dispositivos médicos	ThyTech (*spin-off* del Hospital Gregorio Marañon-IiSGM)
		Miwendo Solutions (*spin-off* del Hospital Clínic-IDIBAPS)
		Gate2Brain (*spin-off* del Hospital Sant Joan de Déu)
		Time is brain, (*spin-off* del IGTP)
		Oniria Therapeutics (*spin-off* del VHIR)
Caixa Capital Risk (Criteria Bio Ventures)	*Healthtech*, biotecnología, dispositivos médicos	Artex Biotech (*spin-off* de la Universidad de Valencia)
		SpliceBio
		Minoryx (*spin-off* de la Universidad de Barcelona)
		Devicare
		Glycardial Diagnostics (*spin-off* del IR Sant Pau)

Tabla 11.4 Fondos de capital riesgo relacionados con la industria farmacéutica que invierten en innovación en salud

Fondo / firma	Enfoque principal	*Startups* apoyadas (ejemplos)
Roche Investment Fund	*Healthtech*, biotecnología, dispositivos médicos	SpliceBio Minoryx (*spin-off* de la UB) Vivet Therapeutics (acuerdo licencia con CIMA)
Novartis Investment Fund		SpliceBio Vivet Therapeutics (acuerdo licencia con CIMA)
Sanofi Investment Fund		SpliceBio
Chiesi Ventures		Minoryx (*spin-off* de la UB)

12
Regulación y políticas gubernamentales

Jordi Serrano-Pons

1. Diez áreas clave de intervención

Durante los diferentes capítulos hemos hablado de la importancia de potenciar los roles hospitalarios que puedan facilitar la transformación de los HDF. Sin embargo, para que estos cambios sean efectivos y sostenibles, es fundamental que existan marcos regulatorios sólidos y políticas gubernamentales adecuadas que promuevan la transformación del sector hospitalario.

Los gobiernos pueden intervenir directamente de forma importante en un sistema de salud público, tanto a nivel de políticas gubernamentales a través de inversión, compras, contratación; como a través de las regulaciones creadas por el legislativo y por el propio gobierno.

Algunas de las áreas clave en las que los gobiernos podrían intervenir con incentivos, regulación y políticas para fomentar los nuevos roles de los HDF son:

- **Formación, retención del talento médico y bienestar.** Área fundamental para asegurar que los profesionales quieran trabajar en el territorio y estén capacitados para adaptarse a las nuevas tecnologías y modelos de atención. La financiación de nuevos programas de bienestar es urgente.

- **Inversión en la prevención.** Hace diez años solamente el 3 % de los presupuestos nacionales del sector salud en Europa se destinaba a la prevención y la salud pública[1]. La pandemia no ha mejorado el porcentaje, existiendo un amplio margen para aumentarla.

- **La atención basada en el valor.**

  ○ Estimulación de modelos de financiamiento hospitalario basados en resultados en lugar de volumen de servicios.

  ○ Promoción de incentivos para la reducción de reingresos hospitalarios.

  ○ Implementación de indicadores clave de desempeño (KPI) centrados en resultados clínicos y satisfacción del paciente.

  ○ Plataforma con centrales de resultados en KPI comparables entre los diferentes HDF.

- **Hospitales sin paredes.**

  ○ Modelos de reembolso sanitario que reconozcan y financien la atención fuera del hospital tradicional.

  ○ Integración de hospitales con plataformas gubernamentales y privadas de salud digital que permitan compartir datos entre distintos niveles de atención y faciliten la no repetición de pruebas.

- **Hospitales verdes.**

  ○ Políticas estimulantes para la reducción del consumo energético hospitalario mediante el uso de energías renovables y eficiencia energética y la reducción de residuos hospitalarios.

- ○ Subvenciones para hospitales que adopten certificaciones ecológicas y prácticas de construcción sostenible.
- **Políticas de compra pública innovadora.** Herramienta clave para hospitales públicos que permite comprar soluciones no existentes en el mercado, fomentando innovación desde la demanda. Existen líneas específicas (Ministerio de Ciencia, CDTI, etc.)[2] que subvencionan hasta el 100 % del coste.
  - ○ Favorecer la extensión en cantidad y calidad de las líneas específicas para implementar las tecnologías que aporten valor y ahorren recursos.
  - ○ Una regulación propia de la sanidad es muy necesaria. Los hospitales que han participado en algunos de estos procesos han vivido situaciones administrativas difíciles en relación a la figura de la CPI.
- **Favorecer la extensión de los incentivos indirectos y fiscales.** Muchos hospitales públicos cuentan con fundaciones de investigación. Estas fundaciones pueden acceder a deducciones fiscales por I+D+i (hasta 42 %). Pueden solicitar bonificaciones de la Seguridad Social para personal investigador.
- **Incentivar las alianzas público-privadas (APP) para codesarrollar innovación.** Los hospitales públicos pueden asociarse con empresas farmacéuticas, tecnológicas, o startups para pilotar o desarrollar innovación conjunta, compartiendo riesgos y resultados. Esto permite acceder a tecnología avanzada sin coste inicial completo, facilitando pruebas reales (*sandbox* clínicos, validaciones...). Una incentivación de estas alianzas fomentando la responsabilidad, las ganancias y el riesgo compartidos es fundamental.
- **Fomento de la inversión.**
  - ○ Fomento de la creación de fondos públicos y privados para la inversión en innovaciones y tecnologías médicas.
  - ○ Extensión del concepto de fondo de impacto y facilitación.

○ Desarrollo y ayuda al crecimiento de ecosistemas de innovación hospitalaria, incluyendo colaboración con universidades y *startups* del sector salud.

○ Regulaciones que faciliten la adopción de tecnologías emergentes en entornos hospitalarios.

• **Equidad y accesibilidad en la atención médica.**

○ Garantizar que los avances en la salud lleguen a todas las comunidades, independientemente del nivel socioeconómico.

○ Extensión de sistemas tipo Netflix (como el ejemplo del desarrollo de antibióticos).

2. Ejemplos de regulación en áreas clave

Algunas regulaciones o proyectos de regulaciones en España que han sido aprobados recientemente o están siendo discutidos en estos momentos apuntan al bienestar y la retención de talento médico y sanitario.

El administrativo de salud

Como ya se ha mencionado antes, el Consejo Interterritorial del Sistema Nacional de Salud, formado por el Ministerio de Sanidad y las comunidades, aprobó en diciembre del 2024 la creación del administrativo de salud, cuya principal función será liberar tiempo para que estos profesionales puedan dedicárselo a los enfermos[3].

Esta figura pensada para la atención primaria podría ser también de gran utilidad en los hospitales. En los equipos multidisciplinares podría crear un espacio más libre de burocracia[4]. En el pasado se habían intentado en algunas comunidades algunos pilotos relacionados con esta figura, pero la legislación de protección de datos había sido una barrera infranqueable.

En el plan también se amplían los equipos multidisciplinares con nuevas figuras «terapeutas ocupacionales, nutricionistas, podólogos...»[5], garantizando la llamada longitudinalidad y promoviendo la continuidad de la atención con el mismo equipo de profesionales siempre que sea posible, algo que múltiples estudios han demostrado que mejora la calidad asistencial y reduce hospitalizaciones[4]. Esto crea una AP más fuerte y fortalece de esta manera el concepto de hospital sin paredes.

Regulación en España

El Ministerio de Sanidad anunció el Anteproyecto de Ley del Estatuto Marco para el personal sanitario del SNS 2025[5], que recoge establecer una incompatibilidad laboral para los médicos jóvenes durante los cinco años posteriores a la finalización de su formación como médicos internos residentes (MIR).

Durante 5 años los médicos adjuntos jóvenes deberían elegir entre la sanidad pública o la sanidad privada. Esto ha suscitado algunas reacciones negativas del colectivo esgrimiendo que la ley debería proponer incentivos y no asignaciones. La medida regulatoria intenta dar respuesta a la falta de personal sanitario, pero una parte importante del colectivo sanitario cree que el anteproyecto no está atacando las causas reales de esta falta de personal sanitario en los hospitales públicos.

3. Marcos regulatorios europeos

A nivel europeo, existen directivas y normativas que impactan en el funcionamiento de los hospitales y otros centros sanitarios. Si nos ceñimos a temáticas de innovación y datos, algunas de estas regulaciones tienen tendencias garantizadoras en cuanto a la anonimidad de los datos o la seguridad del paciente mientras que otras regulaciones pueden promover la innovación, la interoperabilidad de los datos y la agregación de grandes volúmenes de datos para poder investigar.

Reglamentos garantizadores de la anonimidad y seguridad de los pacientes

- Reglamento General de Protección de Datos (RGPD). Establece los requisitos específicos para la recogida, almacenamiento y gestión de datos personales, incluyendo los datos de salud. Garantiza la privacidad y seguridad de los datos de los pacientes[6].

- EU Artificial Intelligent Act[7]. Primer reglamento exhaustivo sobre IA de un regulador importante. Clasifica la IA en tres categorías de riesgo. Se prohíben las aplicaciones y sistemas que supongan un riesgo inaceptable (sistemas de puntuación social); las aplicaciones de alto riesgo (las herramientas de escaneo de CV) están sujetas a requisitos legales); y las aplicaciones no catalogadas como de alto riesgo quedan sin regular.

- Directiva sobre Seguridad de las Redes y los Sistemas de Información[8]. La Directiva SRI 2 establece requisitos de seguridad más rigurosos y procesos concretos para notificar incidentes de ciberseguridad, abordando la divulgación de vulnerabilidades y reforzando la seguridad. Se aplica a sectores críticos, incluyendo el sanitario.

- Regulación sobre Productos Sanitarios y Dispositivos Médicos[9] (MDR, 2017/745 y IVDR, 2017/746). Regula la seguridad y eficacia de los dispositivos médicos. Reglamento UE de Productos Sanitarios (MDR) es un nuevo conjunto de regulaciones que rigen la producción y la distribución de productos sanitarios en Europa. El cumplimiento de esta nueva normativa es obligatorio para todas las empresas de productos sanitarios.

Regulaciones estimuladoras de la innovación en el sector sanitario

- Espacio Europeo de Datos (EEDS). El Reglamento tiene el objetivo de establecer un marco común para el uso y el intercambio de datos de salud electrónicos. Mejora el acceso de las personas a sus datos y el control de dichos datos, y permite que determinados datos se reutilicen para la investigación. Respalda un mercado único de servicios y productos sanitarios digitales y presenta un marco jurídico armonizado para las historias clínicas electrónicas (HCE) fomentando la interoperabilidad[10].

La EEDS ha generado una expectativa muy importante en relación con su capacidad de impulsar que las personas accedan, controlen y compartan sus datos a través de las fronteras para la prestación de asistencia (uso primaria de datos) y la reutilización segura de los datos en investigación, innovación, formulación de políticas... (uso secundario de datos). El fomento de un mercado único para las HCE podría facilitar la integración europea sanitaria en un ecosistema muy fragmentado.

- DiGA (Digitale Gesundheitsanwendungen)[11]. Vigente en Alemania desde 2020, permite que las aplicaciones digitales de salud (*apps* y *software* médicos) puedan ser prescritas por médicos y reembolsadas por el sistema público si demuestran beneficios clínicos. A través de un proceso, las empresas pueden solicitar la inclusión de su *app* en el Directorio DiGA. Esta regulación impulsa la innovación al crear un marco claro para la adopción de soluciones digitales seguras, eficaces y basadas en evidencia.

La DIGA impulsada para estimular la prescripción y reembolso de las soluciones digitales causó también mucho entusiasmo inicial en Alemania, pero por el momento el número de aplicaciones y de reembolsos realizados no llegan a más de sesenta con una atracción pequeña con respecto a la prescripción por parte de los facultativos. Una versión francesa de la regulación ha sido lanzada en 2024 pero todavía se esperan aprobaciones.

Regulación especial

La exención hospitalaria[12] autoriza el uso de un desarrollo académico de un medicamento para aportar una solución terapéutica excepcional a un paciente concreto, en una indicación concreta y en un hospital concreto, siempre que no exista una alternativa. La utilización de esta figura se habilitó en la legislación europea en 2007 a través del Reglamento (CE) 1394/2007 sobre medicamentos de terapia avanzada y, posteriormente, en España con el Real Decreto 477/2014, de 13 de junio, regulando la autorización de medicamentos de terapia avanzada de fabricación no industrial.

En el contexto del HDF, donde la personalización de tratamientos y la medicina de precisión cobrarán un papel central, la figura de la exención hospitalaria podría adquirir un valor estratégico para la innovación terapéutica personalizada, sobre todo en patologías raras.

En la actualidad, la legislación farmacéutica europea se encuentra en plena revisión, con una nueva directiva y reglamento en desarrollo que pretenden actualizar el marco normativo vigente. En este proceso, la exención hospitalaria se está analizando en profundidad, tomando como modelo de referencia la experiencia española, con la intención de armonizar su aplicación en otros países.

De forma entendible desde la perspectiva de la industria farmacéutica, existe interés en garantizar que esta figura no se convierta en una vía paralela de desarrollo que compita de forma desleal con los canales reguladores tradicionales. Por ello, se insiste desde la industria en que su uso se mantenga limitado a situaciones no rutinarias, siempre bajo la responsabilidad ética y clínica del médico prescriptor.

Sin embargo, surgen interrogantes importantes en esta nueva etapa normativa: ¿cuál debería ser la duración temporal de las autorizaciones?, ¿cómo se definirá el carácter no rutinario?, ¿qué acabará ocurriendo si aparece un medicamento con indicación autorizada para la misma patología?

La falta de respuesta clara a estas preguntas genera incertidumbre, pero también abre la puerta a un debate necesario sobre cómo los HDF pueden garantizar la innovación terapéutica en patologías raras y desatendidas con una industria farmacéutica fuerte que apueste por la innovación.

En España se han aprobado (hasta 2024) cinco terapias bajo la regulación de exención hospitalaria. En la tabla inferior se describen las 5 terapias.

Tabla 12.1 Terapias bajo la regulación de exención hospitalaria

Terapias	Hospital o centro	Producto final
NC-1[13]	Hospital Puerta del Hierro Majadahonda	Lesión medular traumática crónica en 2019
CAR-T ARI-0001[14]	Hospital Clínic Barcelona-IDIBAPS	Tratamiento de leucemia linfoblástica aguda > 25 años
CEMTROCELL[15]	Clínica Cemtro	Tratamiento de lesiones sintomáticas de cartílago de la rodilla
CAR-T ARI0002h[16]	Hospital Clínic Barcelona-IDIBAPS	Terapia avanzada de fabricación no industrial en pacientes con mieloma múltiple en recaída.
PIEL HUMANA obtenida por ingeniería de tejidos[17]	Hospital Virgen del Rocío	Piel humana obtenida por ingeniería de tejidos para tratar a grandes quemados

Terapia celular NC-1 en el Hospital Puerta del Hierro Majadahonda

Juan es un paciente que tuvo un accidente hace más de 6 meses con secuelas de lesión medular traumática crónica, pero con lesiones medulares incompletas. En estos casos, los pacientes entran en los criterios para ser tratados con la terapia celular NC1, creada gracias a la exención hospitalaria.

El tratamiento con NC1[13] requiere de dos intervenciones. En la primera, se extraen células de la médula ósea del propio paciente en un procedimiento quirúrgico menor ambulatorio. La segunda, en la Unidad de Terapia Celular del Servicio de Neurocirugía del hospital, se seleccionan las células mesenquimales, se cultivan y expanden para alcanzar la dosis establecida para el tratamiento. Finalmente, las células se administran implantándolas en la médula espinal o directamente en el sitio de la lesión medular mediante una intervención quirúrgica.

Piel humana obtenida por ingeniería de tejidos en el Hospital Virgen de las Nieves

Teresa es una paciente que después de sufrir una quemadura muy extensas en su cuerpo (más del 30 %) y no padecer ningún proceso activo (criterios de inclusión) ha recibido una cobertura de piel humana obtenida por ingeniería de tejidos, fabricándose a partir de piel sana de la propia paciente[17].

Los facultativos toman muestras de las que extraen las células de dermis y epidermis que posteriormente integran en una malla de fibrina agarosa, la cual colocan como cobertura en el individuo y sobre la que crece el tejido sano hasta quedar integrada en la nueva dermis.

El laboratorio GMP de la Unidad de Producción Celular e Ingeniería Tisular del Hospital Universitario Virgen de las Nieves[18], coordinado por la Red Andaluza de Diseño y Traslación de Terapias Avanzadas ya ha producido la piel artificial de más de 12 m² de láminas a partir de las muestras remitidas por el Virgen del Rocío para los 18 pacientes que se han tratado de momento.

4. El HDF necesita una regulación sanitaria propia

En España, la contratación pública (incluyendo sanidad) se rige por el Real Decreto Legislativo 3/2011 y la Ley 9/2017 de Contratos del Sector Público, normas sectoriales generales que no contemplan particularidades sanitarias[17].

Desde 2024, el Real Decreto 364/2024 establece una Comisión Interministerial encargada de incorporar criterios de innovación en toda contratación pública, pero sin un enfoque exclusivo en sanidad.

Como se puede entender, esto resta posibilidades y limita de forma importante la flexibilidad administrativa frente diversos programas relacionados con la salud y la innovación. Especialmente los programas CPI[19], de compra pública innovadora necesitan de una regulación propia en sanidad.

Con la regulación propia se podría:

- Incorporar la valoración clínica más allá del coste, añadiendo en pliegos criterios de impacto sanitario, eficacia clínica y sostenibilidad, entre otros, para adquirir soluciones que generen valor en lugar de buscar solamente reducir precio.

- Facilitar licitaciones de compra pública precomercial (CPP) para que de los hospitales y la industria desarrollen conjuntamente tecnología sanitaria que aún no está en el mercado.

- Alineación con estrategias sanitarias. La regulación específica permitiría integrar CPI (compra pública innovadora) con planes como el Componente 18 del PRTR (Plan de recuperación, transformación y resistencia)[20] que incluye más de 100 000 000 € para transformación digital sanitaria.

- Mejorar la agilidad y seguridad jurídica con pliegos normativos personalizados para sanidad facilitando procesos y reduciendo riesgos legales, con definición de criterios clínicos claros, alineación con evaluaciones por la RedETS o agencias autonómicas y transparencia ante pacientes y profesionales.

5. Deficiencias en la gobernanza y corrupción

La gobernanza y las políticas sanitarias desempeñarán un papel crítico en los HDF. Sin embargo, en muchas regiones, tanto en países de medios, altos y bajos ingresos, las deficiencias en la gobernanza y los marcos normativos pueden ralentizar significativamente la implementación de proyectos hospitalarios y desincentivar la inversión.

Entre los principales obstáculos:

- Regulaciones inconsistentes o desactualizadas. La falta de estándares claros puede ocasionar brechas de calidad y seguridad.

- Corrupción en la gestión sanitaria. Desvío de fondos, asignación irregular de contratos y falta de transparencia en licitaciones hospitalarias.

- Burocracia excesiva. Largos tiempos de aprobación de permisos y procesos administrativos complejos.

- Falta de incentivos para la inversión. La ausencia de políticas claras no facilita la colaboración público-privada.

Un informe del Fondo Monetario Internacional (FMI)[21] ofrece señales claras del importante efecto negativo de la corrupción en indicadores de salud, como el índice de mortalidad infantil, incluso después de haberse logrado avances como el aumento de los salarios, la educación de la mujer, el gasto en sanidad y el nivel de urbanización. La corrupción hace que disminuya el índice de inmunización en la población infantil y provoca desconfianza hacia los centros sanitarios públicos. La corrupción afecta negativamente a los resultados en salud y son los pobres quienes más sufren sus efectos.

13
Tecnologías e innovaciones emergentes

Jordi Serrano-Pons, Arnau Valls y
Raquel Batlle

1. Tecnológica transformadora para los roles clave

A lo largo de este libro, la descripción y discusión sobre las tecnologías emergentes se ha pospuesto hasta este momento porque hemos considerado fundamental, antes que nada, analizar los desafíos existentes y las nuevas oportunidades que surgen con los nuevos roles que los hospitales podrían asumir.

La voluntad es la clave de la transformación. El componente humano y organizacional de los hospitales es una de las claves para poder cambiar los procesos y poder implantar los nuevos roles para los HDF, pero también lo es la voluntad de las administraciones para invertir y financiar adecuadamente.

En el capítulo 4 ya se introdujeron algunos listados de diferentes estrategias e innovaciones para contrarrestar los desafíos, pero ahora en este capítulo del libro exploraremos las tecnologías emergentes que podrían transformar radicalmente los HDF, permitiéndoles evolucionar de forma más efectiva hacia los roles clave.

Estas tecnologías abarcan una amplia gama de innovaciones. Hoy en día se están produciendo avances simultáneos en la IA, genómica, terapias celulares y génicas, robótica, nanotecnología, impresión 3D, biompresión, gestión de datos, automatización, telemedicina, Internet de las Cosas Médicas, Realidad aumentada/virtual/mixta (AR/VR), 5G, gemelos digitales, etc.

El listado es importante pero lo más importante son las posibilidades sinergiadoras que la combinación de estas tecnologías aportarán abriendo un abanico de posibilidades sin precedentes.

Estas innovaciones permitirán una medicina predictiva, diagnósticos más rápidos y precisos, personalización de tratamientos, cirugías asistidas por robots, monitoreo remoto de pacientes y una gestión hospitalaria más eficiente y sostenible, entre muchas otras aplicaciones de los HDF.

2. Veinte tecnologías e innovaciones emergentes

Inteligencia artificial. La IA será la tecnología reina que transformará los HDF. Las soluciones de la IA serán muy extensas: detección de enfermedades de forma más rápida y precisa, predicción de brotes epidémicos, exacerbaciones de determinados enfermos, gestión de la demanda de camas, previsión de las necesidades de personal, optimización de flujos, automatización de tareas[1]. En el penúltimo capítulo describiremos 50 tipos de casos de uso.

La IA podría ser el camino más rápido a la humanización sanitaria, si los gestores sanitarios respetan el tiempo liberado para fomentarla.

Robótica y automatización. La robótica y la automatización transformarán de forma profunda el funcionamiento de los HDF.

La cirugía robótica de alta precisión permitirá intervenciones mínimamente invasivas con mayor exactitud y recuperación. La falta de personal, será compensada por robots asistenciales que ya ofrecen en algunos hospitales apoyo logístico al personal sanitario —transportando muestras, medicación o equipamiento— y en otros casos acompañando a pacientes[2]. Los sistemas automatizados para la administración de medicamentos reducirán errores, mejorarán la seguridad del paciente[2]. Estas combinaciones impulsarán unos HDF más seguros y eficientes.

Biotecnología y medicina personalizada. La biotecnología de vanguardia y la medicina personalizada podrán desplazar el modelo reactivo clásico hacia una atención predictiva, preventiva y realmente curativa. En el HDF, los biomarcadores multiómicos[3] actuarán como brújula diagnóstica para estratificar pacientes y alimentar gemelos digitales (DT) en tiempo real. Sobre esa capa de datos, convergen terapias génicas —impulsadas por *prime* y *base-editing* y vectores de nueva generación fabricados en salas blancas GMP— y terapias celulares cada vez más versátiles, desde CAR-T/NK *off-the-shelf* hasta organoides e iPSC reparadoras. A su lado emergen los *protein degraders* y molecular *glues*[4], capaces de demoler dianas intratables, y la nanomedicina inteligente[5], donde nanopartículas y nanobots liberan fármacos *in situ* o miden biomarcadores para ajustar la dosis al instante. En conjunto, estas plataformas transforman la práctica clínica al adaptar qué fármaco, qué dosis y en qué momento a la firma genética, molecular y ambiental de cada persona, reduciendo efectos adversos, optimizando recursos y obligando a rediseñar la logística, la infraestructura y los modelos de reembolso de los sistemas hospitalarios.

Biomarcadores avanzados. Los biomarcadores —moléculas, patrones de expresión génica, firmas proteómicas o metabólicas— serán la brújula diagnóstica en los HDF. La expansión de las ómicas (genómica, transcriptómica, proteómica, metabolómica y microbioma) permitirá un diagnóstico temprano y estratificación de los pacientes, una monitorización dinámica en tiempo real y una toma de decisiones terapéuticas guiada por datos.

- Terapias Génicas[6]. Las terapias génicas, antaño experimentales, se están convirtiendo cada vez más en tratamientos de rutina. Los avances clave incluyen: edición genómica precisa; vectores de nueva generación; plataformas de fabricación *in-house*; salas blancas GMP.

- Terapias celulares[7]. Las terapias basadas en células vivas —ya sean autólogas, alogénicas o incluso derivadas de edición en vivo— ampliarán su radio de acción más allá de la oncología: CAR-T y CAR-NK de nueva generación; terapia celular regenerativa, como organoides y parches de células madre pluripotentes inducidas (iPSC); y células *off-the-shelf*.

- *Protein degraders* y *Molecular glues*[8]. En lugar de inhibir, destruyen proteínas diana —incluidas las intratables hasta ahora— reclutando el sistema ubiquitina-proteasoma. En 2025 existen más de 40 programas clínicos (oncología, neurodegeneración, inmunología) y la primera aprobación comercial ha marcado un antes y un después. En el HDF las terapias serán transformadoras gracias a esta tecnología.

Nanomedicina y nanobots inteligentes. La nanotecnología aplicada a la salud tiene el potencial de revolucionar la medicina del futuro al operar a escala molecular y celular, permitiendo intervenciones extremadamente precisas. Mediante nanopartículas diseñadas para liberar fármacos, se podría tratar el cáncer en tejido afectado. Los sensores nanosensibles permitirían diagnósticos ultratempranos al detectar biomarcadores en sangre o tejidos mucho antes de que los síntomas aparezcan. En el ámbito quirúrgico, se proyecta el uso de nanorrobots para reparar tejidos a nivel celular o limpiar arterias obstruidas sin necesidad de cirugía invasiva. Las nanopartículas lipídicas, dendrímeros y nanorrobots magnetopropulsados atravesarán barreras biológicas difíciles (p. ej., hematoencefálica) para liberar fármacos *in situ* con precisión subcelular. O para monitorizar pH, oxígeno o biomarcadores y ajustar la dosis en tiempo real.

Farmacogenética[9]. Los farmacogenes son genes que codifican proteínas involucradas en la absorción, metabolismo, distribución y eliminación de los medicamentos. El objetivo de la farmacogenética es comprender cómo las variaciones genéticas influyen en los resultados del tratamiento, con el fin último de guiar y personalizar la terapia[9].

Actualmente, se han identificado más de 30 farmacogenes que podrían ser útiles para ajustar el tratamiento (por ejemplo, para modificar la dosis de medicamentos habituales o prescribir fármacos que actúan sobre vías genéticas específicas, como *CYP2D6, CYP3A5, G6PD*). Existen diferencias importantes en la frecuencia de variantes entre distintos grupos etnogeográficos, lo que implica adaptación a cada población. Se estima que la variación genómica puede explicar entre el 20 % y el 95 % de los efectos terapéuticos[9].

Una salud digital aumentada por la IA. La salud digital aumentada por la IA tendrá una nueva oportunidad de transformar la atención sanitaria. Después de los primeros 20-30 años de digitalización, los resultados en salud todavía no han alcanzado el potencial que se imaginó. Ahora con la IA como gasolina, la telemedicina, telemonitorización y el internet de las cosas médicas[10] de última generación, podrían monitorizar en remoto, permitiendo vigilancia continua y predictiva del estado de salud, anticipando descompensaciones y reduciendo ingresos hospitalarios. Las consultas médicas a distancia bien implementadas podrían facilitar el acceso equitativo a diferentes especialistas, incluyendo en zonas rurales La implementación real de lo que hemos descrito cómo el hospital sin paredes será factible. Las plataformas integradas de HCE, optimizadas con IA, permitirán tomar mejores decisiones y mejorar la coordinación entre niveles asistenciales y una atención personalizada.

Telemedicina. Su integración con las últimas innovaciones en IA transformará radicalmente los HDF al facilitar un monitoreo remoto de pacientes más preciso y continuo. Gracias a algoritmos que analizan datos en tiempo real, la IA podrá detectar signos de descompensación permitiendo intervenciones preventivas. En las consultas médicas a distancia, la Telemedicina empoderada con IA actuará como asistente clínico, organizando historiales, sugiriendo diagnósticos diferenciales y priorizando casos urgentes. Esta combinación telemedicina + IA no solo optimizará los recursos hospitalarios para dirigirlo hacia el hospital sin paredes, sino que también ampliará el acceso a la atención en zonas remotas o con escasez de especialistas.

Internet de las cosas médicas (IoMT)[10]. También dentro del paraguas la Salud Digital aumentada en los HDF, la integración del internet de las cosas médicas (IoMT) con las últimas innovaciones de la IA transformará radicalmente el HDF. Los dispositivos médicos conectados en tiempo real permitirán una monitorización continua del estado del paciente, con IA analizando los datos para detectar anomalías y activar alertas tempranas. Los sensores inteligentes instalados en camas, *wearables* o salas de cuidados intensivos facilitarán un seguimiento personalizado y proactivo, reduciendo eventos adversos. Además, la IA aplicada a la gestión automatizada de inventarios permitirá prever necesidades de suministros, evitar desabastecimientos y optimizar el almacenamiento, mejorando así la eficiencia operativa.

Realidad aumentada, virtual y mixta[11]. Las tecnologías de realidad aumentada (RA) y realidad virtual (RV) combinadas con la IA podrían revolucionar la experiencia hospitalaria en múltiples niveles. Por ejemplo, podría facilitar simulaciones hiperrealistas para la formación médica, permitiendo a los profesionales practicar procedimientos complejos. La RA podría asistir en tiempo real durante cirugías, superponiendo información crítica directamente sobre el campo visual del cirujano y mejorando la precisión de las intervenciones. En las terapias, la IA aplicada a entornos de RV podría personalizar tratamientos de rehabilitación física o psicológica, así como ofrecer experiencias inmersivas para el manejo del dolor o el tratamiento de trastornos de salud mental, incrementando la adherencia y los resultados.

Sistemas hospitalarios inteligentes. Los hospitales del futuro podrían incorporar sistemas más y más inteligentes para maximizar la sostenibilidad y la eficiencia energética, ayudados por la IA. Los edificios inteligentes podrían regular de forma automática la iluminación, climatización y consumo energético en función de la ocupación y las necesidades clínicas. La gestión inteligente de recursos permitirá optimizar el uso de agua, energía y materiales mediante sensores. Además, todas estas tecnologías contribuirán a reducir el impacto ambiental de la atención médica, ayudando a minimizar residuos, controlar emisiones y mejorar la trazabilidad de insumos hospitalarios

Inteligencia ambiental[12]. Nos referimos a entornos inteligentes equipados con sensores (por ejemplo, infrarrojos) y sistemas capaces de percibir y responder al estado del paciente en tiempo real. Permite una monitorización continua, no invasiva y personalizada en hospitales o domicilios. Mejora la seguridad, detecta riesgos tempranos y apoya la toma de decisiones clínicas mediante IA. Los sensores infrarrojos, junto con algoritmos de inteligencia artificial, pueden detectar presencia, temperatura o movimientos sin contacto físico, activando alertas automáticas[12].

Gemelo digital (*digital twin*)[13]. El uso de gemelos digitales impulsados por IA podría permitir a los HDF recrear modelos virtuales detallados de cada paciente, facilitando diagnósticos altamente personalizados y la predicción precisa de la respuesta a diferentes tratamientos sin procedimientos invasivos. Los gemelos digitales podrían no limitarse a los pacientes: también podrían aplicarse a la infraestructura hospitalaria, facilitando el mantenimiento predictivo de equipos médicos.

Modelos de impresión 3D en medicina[14]. La impresión 3D es un actor personalizador fundamental del HDF al permitir la fabricación rápida y personalizada de prótesis adaptadas y producir modelos anatómicos específicos para la planificación quirúrgica, como ya se está haciendo en algunos hospitales de la geografía española y mundial. La creación de tejidos y estructuras biológicas mediante bioimpresión permitiría avanzar hacia soluciones regenerativas, como injertos personalizados o incluso órganos funcionales a largo plazo.

***Blockchain* para la gestión de datos médicos**. El uso de la tecnología *blockchain* podría mejorar la seguridad y la confidencialidad de los datos al descentralizar el almacenamiento, ofrecer trazabilidad completa y emplear criptografía para prevenir accesos no autorizados[2], permitiendo además mejorar la interoperabilidad entre diferentes sistemas. El Hospital Provincial Frere, en Sudáfrica, ha implementado un sistema de registros electrónicos de salud (EHR) basado en *blockchain* utilizando Hyperledger Fabric, compartiendo los EHR entre los distintos actores del sistema[15].

Computación cuántica. Revolucionará la capacidad de procesamiento de datos, permitiendo analizar en segundos enormes volúmenes de datos de información clínica. Facilitará el descubrimiento de patrones complejos en enfermedades raras o multifactoriales, acelerando la medicina personalizada[16]. Asimismo, podría optimizar simulaciones moleculares para el desarrollo de nuevos fármacos, mejorar la logística hospitalaria y personalizar tratamientos en tiempo real. No obstante está en fase de desarrollo, como la computación convencional hace 70-80 años.

3. Diez tecnologías con más impacto en hospitales

El listado de tecnologías o marcos tecnológicos podría ser aún más extenso del que hemos descrito y con algunos de los entrevistados se habla de estas y de otras tecnologías. A continuación, profundizamos en 10 de estas tecnologías, con alguna excepción como la IA que repetirá en este y en un capítulo propio.

Inteligencia artificial como motor de los HDF

La inteligencia artificial es una de las tecnologías emergentes que efectivamente ya está revolucionando algunos campos hospitalarios, como la imagen y el diagnóstico y podría en pocos años transformar también la gestión hospitalaria y los procesos clínicos entre otros.

La cantidad de posibilidades en temáticas fuera del entorno sanitario donde ya se está implementando intensamente daría para varios libros como este. En entornos sanitarios las innovaciones acostumbran a tardan un poco más que en otros sectores, pero por qué no debería la IA transformar la sanidad cómo lo está haciendo en otros campos.

Parece inevitable que los hospitales del futuro (HDF) quedarán muy marcados por la IA.

Machine learning, deep learning, IA generativa, IA agéntica

Hasta hace pocos años hablar de IA era hablar de *machine learning, deep learning* y de sus tipos de redes neuronales, como las llamadas CNN (redes convulocionales o *convoluted neuronal networks*), pero durante los últimos años el mundo de la IA se ha transformado y ahora ya estamos hablando de IA generativa y de IA agéntica[17].

La aceleración de la IA parece no tener punto de retorno y muchos expertos han mostrado su preocupación en los últimos años. En 2023, hubo un punto de máxima preocupación con la carta de más de 1100 expertos en IA pidiendo una pausa: «Pausar los experimentos de IA a gran escala: una carta abierta» publicada por el *Future of Life Institute*[18]. La carta hizo un llamamiento a las empresas y laboratorios clave de IA para que detuvieran de inmediato, durante al menos seis meses, el entrenamiento de sistemas de IA más potentes que el GPT-4. La carta recibió más de 30 000 adhesiones de primeras figuras de múltiples países. No obstante, la carta no tuvo más recorrido que el de poner en los titulares la preocupación de muchos. Esto ya podría ser bastante para muchos. La IA brindará muchas posibilidades y esperemos que para los hospitales sean muchas más buenas que malas.

Desafíos en la aplicación de IA

No todo son flores en el campo de la IA. Existen también múltiples desafíos y limitaciones relacionados en relación con la adquisición y la curación de los datos. A continuación se detallan limitaciones, técnicas de aprendizaje, consideraciones técnicas adicionales y una orientación para la aplicación rigurosa de IA/ML en imágenes médicas.

Las principales limitaciones en el ámbito de las imágenes médicas, ya que es uno de los campos donde ha sido más implementada, incluyen la adquisición, curación y compartición adecuada de los datos[19].

Los datos de imágenes provenientes de repositorios clínicos son difíciles de obtener y, cuando están disponibles, suelen estar poco estructurados y carecer de etiquetas. Por este motivo, el uso de técnicas de aprendizaje adecuadas es crucial: se emplea aprendizaje supervisado cuando se dispone de datos etiquetados durante el entrenamiento; se recurre al aprendizaje no supervisado cuando los datos etiquetados son escasos o costosos de obtener.

Además, es posible considerar técnicas adicionales para mejorar la efectividad de la IA/ML en imágenes médicas:

- Aprendizaje por transferencia. Uso de modelos previamente entrenados en un conjunto de datos diferente, aplicándolos a una nueva tarea.

- Supervisión débil. aplicación a modelos cuando los datos disponibles tienen etiquetas imprecisas o poco confiables.

- Aprendizaje híbrido semisupervisado. Combinación de un subconjunto de datos etiquetados con una gran cantidad de datos sin etiquetar para mejorar la generalización.

Marco de referencia para la aplicación rigurosa de IA/ML

La *Checklist for Artificial Intelligence in Medical Imaging*, recientemente publicada, proporciona orientación para la aplicación rigurosa de IA/ML en imágenes médicas[20].

Las recomendaciones importantes incluyen:

- Definir claramente la pregunta de investigación.

- Elegir el modelo de aprendizaje automático o profundo más adecuado.

- Determinar de antemano el tamaño de la muestra y el diseño del estudio, incluyendo la selección y diferenciación de los conjuntos de datos de entrenamiento, validación y prueba.

- Evaluar y reportar la fiabilidad del etiquetado y anotaciones en los datos de referencia utilizados.

- Presentar los resultados con métricas estadísticas aceptadas para asegurar la transparencia y la reproducibilidad.

Este marco es clave para garantizar la implementación efectiva y ética de la IA en el análisis de imágenes.

Salud conectada, internet de las cosas y dispositivos móviles

Cortex es el nombre con el que se ha designado el espacio y el proyecto de evolución digital del Hospital Sant Joan de Déu (HSJD)[21]. El espacio está fundamentado en la gestión inteligente de la información que se genera en el hospital por parte del paciente, la familia y su entorno. El objetivo es que los datos que se recogen y analizan sean de utilidad para la asistencia, la toma de decisiones y la creación de modelos de predicción. El equipo de admisión puede concentrarse juntando a todas las personas con capacidad de decisión en un mismo lugar con toda la información disponible.

Una salud conectada, gracias a la tecnología IoT y a dispositivos móviles, es y será capaz de monitorear en tiempo real, permitiendo en muchos casos intervenciones preventivas dentro de los HDF, el control de los pacientes en sus domicilios y una reducción de las hospitalizaciones innecesarias. La IA permitirá pasar de seguimientos reactivos de pacientes en el propio hospital a seguimientos proactivos en el domicilio.

Esta disminución de la carga hospitalaria al fomentar el control de enfermedades crónicas desde el hogar evitará poner más ingredientes para una congestión de los hospitales y promover la atención descentralizada, abogando por un hospital sin paredes.

Para ver cómo está cambiando el panorama en una patología que, ya hace tiempo, está más monitorizada, como es la diabetes, es interesante observar cómo tiempo atrás en las Urgencias de algunos hospitales pediátricos había camas para los niños diabéticos descompensados y ahora en muchos de estos hospitales esta figura ha desaparecido gracias a la monitorización a distancia y el control proactivo.

El espacio Cortex como torre de control del HSJD está formado por tres grandes áreas:

- *Contact center*, con atención multicanal orientada a la atención proactiva y personalizada. Formado por varios módulos equipados con mesas, ordenadores y teléfonos que hacen posible dar respuesta a los pacientes a través del portal del paciente, del teléfono y el correo electrónico.

- eCAre centraliza la atención no presencial, como la monitorización a distancia, la telemedicina, la atención urgente remota y la hospitalización domiciliaria. Imaginemos un sistema de monitorización de pacientes con patología cardíaca que identifica de forma automática alertas críticas, que sirven para anticipar y mejorar decisiones.

- *Command center* está orientado a la recogida y análisis de la información. Varios profesionales tienen acceso al control de los datos en tiempo real. El *video wall* permite ver la evolución de las urgencias, los flujos de hospitalización, el estado de la UCI, el bloque quirúrgico.

Esta torre de control interna y externa del HSJD es un ejemplo de cómo una torre de control de los HDF podría hacer realidad una medicina proactiva también dentro del hospital, como también monitorizar en el exterior el hospital descentralizado o líquido.

Gráfico 13.1 Torre de control interna y externa del HSJD

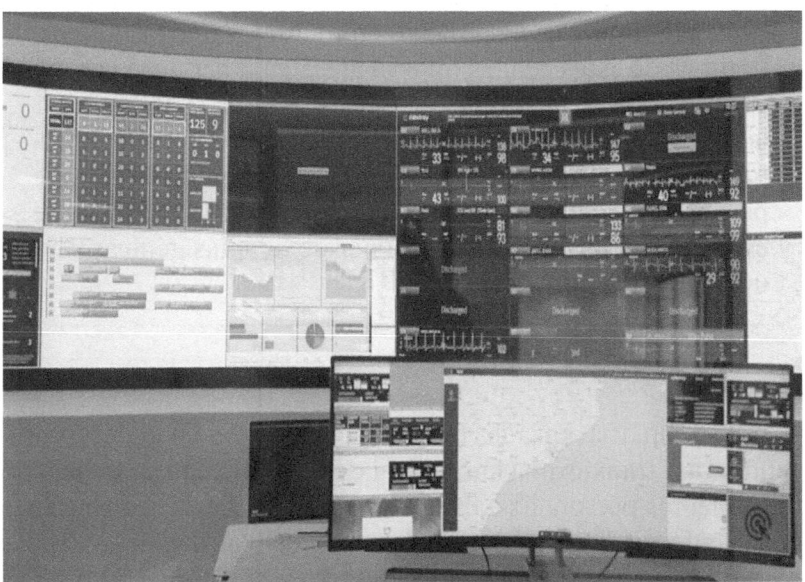

Fuente: Hospital Sant Joan de Déu de Barcelona.

Terapias avanzadas: la terapia del hospital del futuro

Orchard Therapeutics anunció recientemente un acuerdo con la Comisión Interministerial de Precios de los Medicamentos para incluir Libmeldy® en la prestación farmacéutica del SNS destinado a niños con formas específicas de leucodistrofia metacromática (LDM)[22]. El tratamiento tiene como objetivo corregir la causa genética subyacente de la LDM mediante la inserción *ex vivo* (fuera del organismo) de una o más copias funcionales del gen humano ARSA en el genoma de las células madre hematopoyéticas autólogas del paciente, utilizando un vector lentiviral. Las células

> genéticamente modificadas se infunden nuevamente en el paciente, donde se diferencian en múltiples tipos celulares. Algunas de estas células migran al sistema nervioso central y expresan la enzima funcional, con el potencial de restaurar la función enzimática y ralentizar la progresión de la enfermedad con un único tratamiento. En una enfermedad que pasa desapercibida hasta que se manifiesta insidiosamente en una forma letal, poder disponer de terapias génicas será un antes y después.

Las terapias avanzadas (ATMP, por sus siglas en inglés) representan una transformación radical de la medicina moderna, con tratamientos personalizados que abordan las causas subyacentes de las enfermedades a nivel molecular y celular Según la UE, las ATMP se pueden clasificar en[23]:

- Medicamentos de terapia génica (GTMP). Productos biológicos que contienen ácidos nucleicos recombinantes destinados a regular, reparar, sustituir, añadir o eliminar una secuencia génica.

- Medicamentos de terapia celular somática (sCTMP). Productos que contienen células o tejidos manipulados sustancialmente para modificar sus características biológicas, fisiológicas o estructurales, utilizados con fines terapéuticos, profilácticos o diagnósticos.

- Productos de ingeniería tisular (TEP). Productos que contienen células o tejidos diseñados para regenerar, reparar o reemplazar tejidos humanos.

- Medicamentos combinados de terapia avanzada (cATMP). Medicamentos que combinan uno de los anteriores con dispositivos médicos, como matrices o implantes activos.

Detalles de las terapias avanzadas (ATMP)

- **Terapia génica**[24]. Utiliza vectores virales (como AAV, adenovirus, lentivirus) y sistemas de edición genética (como CRISPR, ZFN, TALEN) para corregir genes defectuosos. En esta terapia se busca corregir errores en el material genético que causan enfermedades. Se realiza introduciendo genes funcionales, modificando genes defectuosos o incluso editando el ADN con tecnologías como CRISPR-Cas9. Este enfoque ha abierto las puertas a tratamientos potencialmente curativos para enfermedades hereditarias hasta ahora incurables, como la atrofia muscular espinal (AME), la distrofia retiniana o ciertas inmunodeficiencias.

- **Terapia celular.** Emplea células somáticas, como las células madre mesenquimales (MSC), para tratar enfermedades mediante acciones farmacológicas, inmunológicas o metabólicas. En la terapia celular, la administración de células vivas puede provenir del propio paciente (células autólogas) o de un donante compatible (células alogénicas)[24]. Su uso puede abarcar desde la regeneración de tejido cardíaco posinfarto hasta el tratamiento de enfermedades neurodegenerativas. Actualmente, una aplicación muy relevante es el tratamiento del cáncer mediante células CAR-T, linfocitos T modificados genéticamente para atacar células tumorales.

- **Ingeniería tisular.** Utiliza células y matrices para regenerar tejidos dañados, como los condrocitos utilizados para reparar el cartílago de la rodilla.

- **Terapias combinadas.** Integran células o genes con dispositivos médicos para tratar condiciones específicas, aunque algunos productos han sido retirados del mercado por razones comerciales.

Las ATMP transformarán los hospitales y el arsenal terapéutico

Estas terapias ya están o van a generar cambios estructurales en los HDF, ya que requieren infraestructuras especializadas como laboratorios GMP, biobancos y equipos multidisciplinarios que combinan conocimientos clínicos, genómicos y de bioingeniería en las nuevas unidades de terapias avanzadas[25].

Los HDF que apuesten por estas terapias podrían convertirse en centros de innovación biomédica personalizada para cada paciente. Los tratamientos con células y genes se integrarán progresivamente en el arsenal terapéutico habitual, sobre todo en oncología, neurología, cardiología y enfermedades raras. En algunos casos incluso permitirá una reducción en tratamientos crónicos, ya que algunas terapias génicas buscan la curación definitiva en una única o pocas intervenciones.

Los beneficios para los sistemas sanitarios del futuro y los HDF en particular serán múltiples:

- Optimización de recursos al tratar enfermedades más eficientemente.

- Mejora de la calidad de vida del paciente con soluciones menos invasivas y personalizadas.

- Fomento de una medicina superpredictiva y preventiva, gracias a la integración de estas terapias con herramientas IA y secuenciación genética.

Desafíos importantes de las ATMP

- El alto coste de estos tratamientos. Por el momento no es muy limitante debido al número reducido y asumible de pacientes pero si este número aumentara la tensión económica sería insoportable para la Administración, si las ATMP comerciales no rebajan su precio.

- Las barreras regulatorias: Las empresas necesitan apoyo económico sostenido para poder superar todas las barreras regulatorias y de calidad exigidas por la EMA.

- La falta de personal cualificado en muchos hospitales para que seguir los protocolos específicos de actuación, como en el caso de la necesidad de formación específica para la seguridad y manipulación de los tóxicos de los CART[26].

- A pesar de todos estos obstáculos, parece que los dados ya se han tirado: la medicina del futuro debería ser celular, génica y personalizada. Ahora hace falta saber que tan cara será la partida.

Planes de desarrollo económico para evitar pérdidas de oportunidades

La vida de algunos pacientes ya ha cambiado gracias a la terapia celular o a la génica. Sin embargo, no todos los pacientes con patologías potencialmente tratables son aún elegibles para acceder a estos tratamientos.

La integración de las terapias avanzadas, que hoy se percibe como una ventaja competitiva, está llamada a convertirse, a medio plazo, en una necesidad clínica prioritaria. Los hospitales que ya disponen de infraestructuras especializadas —como las salas blancas GMP— cuentan con una oportunidad estratégica de gran valor, que debería ser impulsada mediante planes de coinversión público-privada.

En muchos casos, el desarrollo inicial de estas tecnologías ha sido posible gracias al esfuerzo de asociaciones de pacientes, campañas solidarias como el Teleton italiano[27], o fundaciones sin ánimo de lucro que comprendieron el impacto transformador para personas con enfermedades raras o incurables. Gracias a estos impulsores, el cambio ha comenzado, pero ahora los sistemas sanitarios en general tienen la responsabilidad de implementar planes de desarrollo económico y sostenibilidad. En la mayoría de los casos, dichos planes se encuentran aún en una fase incipiente o directamente inexistente, lo que constituye una clara pérdida de oportunidad (missing opportunity) para muchos centros.

Tal y como subraya el Informe Draghi sobre la competitividad de Europa, las tecnologías sanitarias avanzadas —incluidas las terapias génicas y celulares— deben considerarse áreas estratégicas prioritarias. Estas requieren inversiones sostenidas, visión a largo plazo y autonomía tecnológica para asegurar su desarrollo y para que Europa pueda liderar este ámbito clave de la innovación en salud[28].

Si aspiramos a que los HDF dejen de tratar con pastillas para empezar a tratar con células, será imprescindible reforzar todas las sinergias posibles, en especial con el sector farmacéutico y biotecnológico, como aliado clave en esta nueva era terapéutica.

Terapia celular CART en el Hospital Clínic de Barcelona-Idibaps

En 2021 la Comisión Permanente de Farmacia del Consejo Interterritorial del SNS acordó el precio del ARI-0001. Este es uno de los medicamentos bajo el paraguas de la exención hospitalaria y el primer CAR-T desarrollado de forma pública en Europa y con autorización por la AEMPS para tratar la leucemia linfoblástica aguda de células B CD19+, uno de los cuatro tipos principales de leucemia, en recaída o refractaria tras un mínimo de dos líneas de tratamiento o en recaída postrasplante en pacientes adultos mayores de 25 años. El CAR-T (Chimeric Antigen Recetor T-Cell) ARI-0001 es un tipo de terapia celular y génica que se fabrica con las propias células T del paciente. Estas se congelan y se envían, en este caso, al propio hospital para preparar el medicamento (ARI-0001) donde se añade un nuevo gen modificando las células T que podrán reconocer a las células cancerígenas y destruirlas[29].

Nanotecnología aplicada a la salud

Cebiotex[30] (CEB-01) es una membrana de nanopartículas biocompatible y biodegradable que libera localmente altas dosis de quimioterapia de forma segura después la extirpación de un tumor canceroso. El producto cubre una necesidad oncológica y quirúrgica no cubierta, reduciendo la reincidencia y la propagación de células tumorales y mejorando el control local del cáncer después de la intervención.

La nanotecnología tiene el potencial de revolucionar la medicina del futuro al operar a escala molecular y celular, permitiendo intervenciones extremadamente precisas. Mediante nanopartículas diseñadas para liberar fármacos, se podrían tratar enfermedades como el cáncer directamente en el tejido afectado, minimizando los efectos secundarios. Además, sensores nanosensibles permitirían diagnósticos ultratempranos al detectar biomarcadores en sangre o tejidos mucho antes de que los síntomas aparezcan.

Esta tecnología también facilitaría el desarrollo de implantes inteligentes que se adapten al cuerpo del paciente y monitoricen en tiempo real su estado de salud. Los avances en materiales nanocompuestos permitirán crear prótesis más ligeras, resistentes y biocompatibles. En el ámbito quirúrgico, se proyecta el uso de nanorrobots para reparar tejidos a nivel celular o limpiar arterias obstruidas sin necesidad de cirugía invasiva. En las Instituciones que están investigando lo último en nanotecnología como el IBEC, los órganos en un chip, organoides y nanopartículas permitirán realizar estudios in vitro para conocer mejor las patologías y analizar la efectividad de fármacos de manera personalizada.

La nanotecnología también podría jugar un papel crucial en la medicina regenerativa, estimulando la reparación de órganos dañados. Su combinación con IA y la biotecnología abrirá nuevas fronteras hacia una medicina personalizada y preventiva.

Gemelo digital (*digital twin*)

ELEM Biotech, una empresa derivada del BSC desarrolló la plataforma V.HEART, que permite realizar ensayos virtuales en poblaciones humanas simuladas para evaluar la seguridad cardíaca de nuevos fármacos. Esta tecnología utiliza modelos computacionales tridimensionales del corazón humano para predecir cómo diferentes concentraciones de un medicamento pueden afectar el intervalo QT (indicador de riesgo proarrítmico)[31].

Junto a una farmacéutica alemana, ELEM aplicó V.HEART para analizar la relación entre concentración del fármaco y prolongación del intervalo QT. La plataforma permite configurar poblaciones virtuales para ensayos computacionales personalizados, para evaluar la seguridad cardíaca de los fármacos de manera más eficiente y precisa.

Aplicaciones de los gemelos digitales

El concepto fue adoptado por primera vez por la NASA en el programa Apolo y poder solucionar en tiempo real los problemas del vuelo. En Apolo 13 se utilizó con éxito, cuando sufrió una avería y se tuvo que simular las condiciones para que los astronautas regresaran a salvo[32].

Años más tarde emergen como una herramienta en el ámbito sanitario, ofreciendo múltiples aplicaciones que transformarán la investigación y la atención médica en hospitales[32].

Los componentes principales de un gemelo digital consisten en una entidad física, una réplica virtual y una conexión entre ambas que permite una influencia bidireccional en tiempo real. Las interacciones en constante evolución entre la entidad física y el gemelo digital pueden abarcar desde una escala microscópica hasta una macroscópica, y extenderse desde el nacimiento hasta la muerte de una persona. Un gemelo digital debe ser individualizado, interconectado, interactivo, informativo e impactante (las 5 *i*)[32].

Existen gemelos digitales de un sistema corporal, de un órgano específico (pulmón, corazón), de una función corporal, de componentes a nivel celular o subcelular, e incluso del cuerpo humano completo. De manera similar, se pueden crear gemelos digitales específicos para una enfermedad o trastorno determinado. Los gemelos digitales compuestos pueden integrar dos o más de estos tipos diferentes. Su fidelidad depende en gran medida de la incorporación de información en tiempo real y del mundo real[32].

Los gemelos digitales se pueden utilizar en investigación y *pharma* para desarrollo y pruebas de nuevos medicamentos y la personalización de tratamientos médicos.

Los gemelos digitales, ya en fase piloto, se podrán usar en el hospital del futuro se focalizan en el uso de recursos y minimizar la escasez de personal, gestionar el flujo de trabajo hospitalario, en procesos de atención clínica, mejorar la planificación y simulación quirúrgica preservando los recursos y la atención al paciente[32].

En el HDF que imaginamos, el gemelo digital podría tener un rol importante en monitorización y gestión de enfermedades crónicas, actualizando constantemente el modelo virtual, y en prevención de enfermedades: al analizar factores de riesgo, predisposiciones genéticas y el exposoma.

Impresión 3D en entornos hospitalarios

En el Hospital Nacional Edgardo Rebagliati Martins (Perú), la tecnología de impresión 3D fue determinante para salvar la vida de un trabajador de la construcción civil de 37 años[33].

El paciente fue diagnosticado de un aneurisma peligroso en el riñón derecho. Dado el alto riesgo, el equipo médico multidisciplinario optó por emplear un modelo anatómico en 3D del riñón afectado para planificar y simular la cirugía.

Esta herramienta permitió comprender mejor la ubicación del aneurisma y diseñar una cirugía personalizada

La impresión 3D, o fabricación aditiva (AM, por sus siglas en inglés), ha dejado de ser una herramienta exclusiva para prototipos y se ha consolidado en el entorno hospitalario como una solución versátil para la creación de soluciones innovadoras para productos clínicos, diagnósticos y educativos. Esta tecnología permite fabricar dispositivos médicos personalizados, herramientas quirúrgicas a medida, modelos anatómicos, implantes, piezas bajo demanda y otros instrumentos altamente adaptados a procedimientos clínicos[34].

Aunque inicialmente su aplicación era limitada, la impresión 3D ha crecido rápidamente en los hospitales, evolucionando desde unos pocos centros en 2010 hasta más de 400 en 2022. Este crecimiento refleja la capacidad de la tecnología para ofrecer soluciones rápidas, eficaces y adaptadas, siendo esencial en situaciones críticas como la pandemia de COVID-19[34].

Ventajas y usos de la impresión 3D en medicina

Uno de los mayores aportes de la impresión 3D en el ámbito clínico es su capacidad de personalización, pudiendo fabricar productos únicos adaptados a la anatomía de cada paciente. Esto incluye guías quirúrgicas, modelos anatómicos para planificación preoperatoria, implantes hechos a medida o herramientas para tratamientos de radioterapia como bolos.

Los hospitales con laboratorios de impresión 3D internos han demostrado gran capacidad de respuesta ante emergencias. Durante la pandemia, por ejemplo, se produjeron localmente hisopos nasofaríngeos, pantallas faciales y todo tipo de adaptadores.

Un laboratorio interno puede mejorar la eficiencia clínica y fomentar la innovación, la investigación multidisciplinaria y protección institucional ante interrupciones de suministro.

Tecnologías de Impresión 3D en el hospital

Las tecnologías de impresión 3D más comunes incluyen[35] *fused deposition modeling* (FDM) útil para prototipos y piezas funcionales simples; estereolitografía (SLA) de alta resolución, para modelos detallados; *material jetting*, mayor precisión y usada en piezas con múltiples materiales. La elección de la tecnología depende del uso clínico previsto, la complejidad de la pieza y los requisitos de biocompatibilidad o esterilización.

Organización y consideraciones para la implementación

Para establecer un servicio clínico de impresión 3D, es necesario considerar aspectos organizativos y técnicos. Existen diferentes modelos operativos: desde laboratorios centralizados que agrupan departamentos, hasta laboratorios pequeños integrados en áreas específicas. Sin embargo, se ha consolidado la tendencia hacia centros centralizados con múltiples impresoras y personal, lo que permite una gestión más eficiente y control de calidad integrado.

La impresión 3D permitirá una medicina más personalizada pero su implementación requiere inversión en infraestructura, formación y coordinación multidisciplinaria, sus beneficios clínicos, educativos y logísticos justifican su creciente adopción.

La bioimpresión 3D funciona de manera similar a la impresión 3D, ya que el material se deposita o solidifica en capas consecutivas para producir modelos tridimensionales. Se emplean células madre o células cultivadas a partir de muestras de tejido y un gel aglutinante de colágeno mantiene unidas estas células. El tejido natural del paciente se desarrollaría sobre las partes u órganos impresos en 3D.

Robótica y sistemas autónomos:
la revolución silenciosa

La broncoscopia robótica ya es una realidad en territorio español. El Hospital Germans Trias ha realizado cuatro intervenciones con un robot broncoscópico, el primero en España[36]. Esta novedosa tecnología intervencionista desarrollada por Siemens Healthineers usa los orificios naturales para alcanzar y explorar las zonas pulmonares críticas, lo que permitirá detectar en un 90 % de las veces nódulos pulmonares menores de 20 mm. Facilitará la implantación y la adherencia a programas de cribado de cáncer de pulmón.

El artilugio robótico que permite la broncoscopia robótica da la oportunidad de trabajar con precisión de forma no invasiva para diagnosticar y también tratar a pacientes que tienen nódulos pulmonares muy pequeños, evitando una cirugía abierta, en algunos casos, y poder dar tratamiento, en otros casos que antes no era posible. El apoyo e impulso de la Fundación Privada Daniel Bravo Andreu ha sido determinante para lograr la incorporación del robot.

En los HDF la robótica y los sistemas autónomos serán cada vez más protagonistas en la transformación hospitalaria. Estas tecnologías van a redefinir, entre otras cosas, la manera en la que se realizarán procedimientos quirúrgicos, el soporte a sanitarios y la atención a los pacientes. La precisión, eficiencia y seguridad serán potenciadas por los robots con una autonomía progresiva cada vez mayor.

Seguramente su importancia será tal que en la construcción de los HDF, los edificios tendrán que habilitar arquitecturas específicas para el desplazamiento de los robots dentro de los hospitales.

Un sistema que revolucionó la cirugía fue el Da Vinci de Intuitive, una plataforma robótica mínimamente invasiva que permite realizar procedimientos con una precisión milimétrica gracias a su visión tridimensional ampliada y brazos articulados eliminando el temblor humano[37]. Se usa en cirugías urológicas, ginecológicas, torácicas y digestivas, reduciendo el sangrado, el riesgo de infección y acortando tiempos de recuperación.

En Europa hay más de 1500 sistemas quirúrgicos Da Vinci instalados en hospitales de más de 70 países[37].

Gráfico 13.2 Presencia estimada de robots Da Vinci en hospitales de Europa

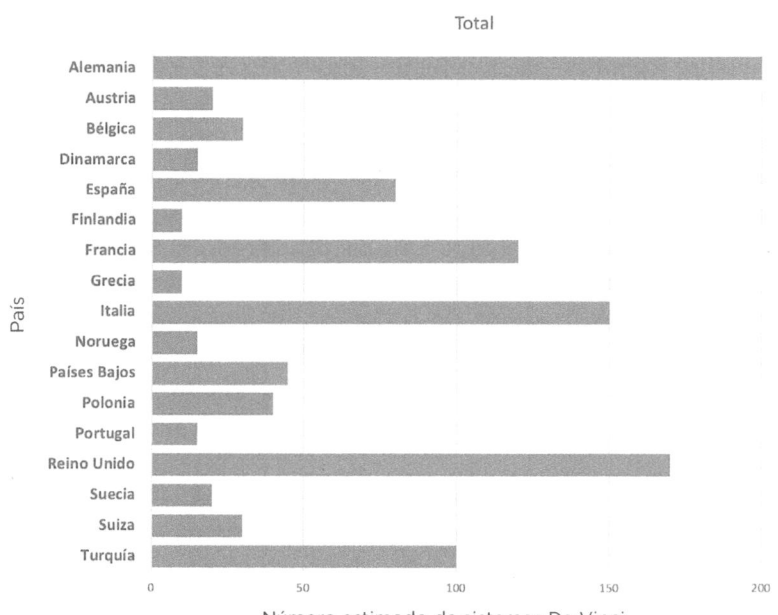

Fuente: Da Vinci.

Implementaciones de múltiples robots para un cambio de paradigma

El Instituto Nacional para la Excelencia en Salud y Atención (NICE) ha aprobado el uso de 11 sistemas de cirugía robótica en el NHS[38], con el objetivo de transformar la atención de miles de pacientes que se someten a procedimientos de tejidos blandos y ortopédicos. El NHS recopilará datos durante 3 años para evaluar cómo mejoran la atención al paciente. Cinco sistemas para procedimientos de tejidos blandos —como la reparación de hernias o la extracción de tumores— han recibido una aprobación condicional: Da Vinci SP, Da Vinci X y Xi, Hugo Robotic-Assisted Surgery System, Senhance Surgical System y Versius Surgical System.

NICE también ha recomendado seis tecnologías para cirugía ortopédica, destinadas a procedimientos como reemplazos totales o parciales de rodilla y de cadera: Apollo Knee System, CORI Surgical System, Mako SmartRobotics, ROSA Knee Solution, SkyWalker Robotic-Assisted Technology y VELYS Robotic-Assisted Solution[38.]

Mientras, en el otro lado del Atlántico, el Centro de Trasplantes Hume-Lee de VCU Health ha marcado un hito al realizar el primer trasplante de hígado con donante vivo completamente asistido por robot en Estados Unidos, utilizando el sistema quirúrgico Da Vinci 5, el sistema más avanzado[39].

Otros nuevos modelos de robots logísticos como TUG[40] o Medirest[41] se están desplegando en múltiples hospitales. Estos se encargan del transporte autónomo de medicamentos, muestras de laboratorio, ropa limpia y desechos, liberando al personal sanitario.

En áreas como la rehabilitación y el cuidado de pacientes mayores, los robots humanoides o exoesqueletos como ABLE Human Motion[42] también están ganando terreno. Estos dispositivos asisten a pacientes en su movilidad, promueven la independencia funcional y facilitan la terapia física de manera personalizada.

Paralelamente, sistemas autónomos de desinfección, como los robots UV-C, garantizan espacios estériles, minimizando el riesgo de infecciones nosocomiales sin intervención humana directa.

La robótica hospitalaria no solo optimiza procesos, sino que también podría redefinir la distribución del recurso humano en el hospital del futuro.

Con robots encargándose de la logística y ciertas tareas administrativas, en los HDF será posible una redistribución estratégica del personal, enfocando a médicos, enfermeras y técnicos en funciones clínicas de mayor complejidad y valor agregado.

Los robots no vienen a sustituir a los profesionales de la salud, sino a potenciar sus capacidades y garantizar entornos hospitalarios más seguros, inteligentes y centrados en el paciente.

Estudio comparativo de cirugía robótica: un hito europeo

El Hospital Universitario Integrado de Verona (AOUI) inició un estudio clínico comparativo entre las tres plataformas de cirugía robótica certificadas en la UE para prostatectomía: Da Vinci (Intuitive Surgical), Hugo (Medtronic) y Versius (Cambridge Medical Robotics). Esta evaluación simultánea es única y busca comparar de forma rigurosa su eficiencia, manejo y eficacia clínicofuncional[43].

El estudio, denominado Compar-p, se desarrolló durante un año, financiado por la región del Véneto a partir de abril del 2023. La licitación realizada mediante diálogo competitivo, permite al hospital dialogar con los fabricantes antes de elegir las plataformas, promoviendo así la innovación tecnológica y la competencia. Este modelo busca optimizar la inversión pública con base en datos objetivos.

El estudio comenzó en urología y se extenderá a ginecología y oncología digestiva. Evaluará el rendimiento técnico de los robots, el impacto en la calidad de vida y la viabilidad de implementar las tecnologías en otras áreas. El enfoque aspira a generar datos clínicos y de gestión que permitan reducir costos, aumentar el acceso a tecnologías y mejorar la calidad quirúrgica en entornos públicos.

Realidad aumentada, realidad virtual y realidad mixta

La integración de tecnologías de realidad mixta en el ámbito hospitalario representa un cambio de paradigma en la forma en la que los profesionales de la salud diagnostican, planifican y ejecutan procedimientos médicos. Esta fusión entre el mundo físico y el digital, que combina elementos de realidad aumentada y realidad virtual, da origen a la llamada holomedicina[44], una disciplina emergente.

La holomedicina está alterando la realidad con lo digital para cirugías y diagnósticos más precisos. Mediante el uso de dispositivos como las HoloLens de Microsoft[44], los médicos pueden visualizar imágenes médicas tridimensionales superpuestas en su campo de visión real, como modelos anatómicos de órganos, estructuras óseas o tumores, generados a partir de escáneres y resonancias del propio paciente. Esto permite una planificación quirúrgica más precisa, favoreciendo decisiones basadas en datos visuales concretos y personalizados, y minimizando los márgenes de error.

Durante intervenciones quirúrgicas, la holomedicina permite a los cirujanos ver a través del cuerpo sin necesidad de abrir más de lo necesario, gracias a la superposición de información digital sobre el cuerpo real del paciente. Asimismo, otros especialistas pueden conectarse en remoto y asistir virtualmente la operación en tiempo real, compartiendo conocimientos y recomendaciones, como si estuvieran presentes en la sala de operaciones.

La formación médica también se beneficia profundamente de esta tecnología. Estudiantes y residentes pueden interactuar con modelos holográficos que simulan condiciones clínicas reales, practicar maniobras quirúrgicas complejas o explorar la anatomía humana de manera dinámica, inmersiva y sin riesgo alguno para pacientes reales.

Además, en entornos de consulta y diagnóstico, la realidad mixta permite a los médicos explicar con mayor claridad los procedimientos a los pacientes, mostrándoles representaciones visuales de su estado de salud o de una intervención quirúrgica planificada. Esto mejora la comprensión, reduce la ansiedad y favorece una toma de decisiones más informada por parte del paciente.

En un contexto hospitalario cada vez más interconectado, la holomedicina se proyecta como una herramienta estratégica para elevar los estándares de calidad, seguridad y eficiencia clínica en los HDF.

A medida que estas tecnologías maduren, se integrarán de forma natural en la rutina médica diaria, facilitando un entorno de trabajo más colaborativo, predictivo y centrado en la experiencia del paciente.

La holomedicina, más que una promesa tecnológica, se está consolidando como una nueva dimensión en la práctica médica, donde lo físico y lo digital coexisten para transformar el cuidado de la salud en cada hospital del futuro, según las necesidades de formación y tratamiento que necesiten

5G y futuras conectividades. Operando para las antípodas

En un ejemplo impresionante del alcance de la medicina del futuro, el cirujano español Diego González Rivas realizó una compleja cirugía pulmonar a distancia, controlando desde una consola en el Hospital Universitario de Suzhou China el brazo robótico del sistema Shurui diseñado para cirugía torácica uniportal. A más de 8000 kilómetros de distancia, el doctor González Rivas extirpó con precisión el lóbulo superior derecho del pulmón de una paciente con cáncer en el Memorial Oncological Hospital de Bucarest (Rumanía), todo ello a través de una conexión de alta velocidad 5G[45].

Este tipo de intervenciones son posibles gracias a la cirugía remota asistida por robótica, una de las grandes promesas de la medicina del futuro que ya empieza a ser una realidad. La tecnología 5G juega un papel fundamental al reducir el retardo de comunicación entre la consola del cirujano y los movimientos del robot a tan solo 0.125 segundos, permitiendo una sincronización precisa y segura en tiempo real[45].

La conexión 5G y las que vendrán en el futuro han abierto la puerta a este tipo de operaciones, impensables hace unos años, y anticipan un futuro donde la distancia geográfica dejará de ser una barrera para acceder a procedimientos quirúrgicos altamente especializados.

Cirujanos y quirófanos globales e interconectados

Las barreras burocráticas o de costes serán todavía un impedimento, pero los cirujanos expertos podrán intervenir desde cualquier lugar del mundo, llevando su experiencia a hospitales con acceso limitado a especialistas. Se abren así las puertas de una red de quirófanos verdaderamente globales e interconectados. La cirugía realizada por González Rivas no solo representa un logro técnico, sino que simboliza una transformación en la manera en la que entendemos la atención médica: hospitales conectados, cirujanos globales, y pacientes atendidos dondequiera que estén.

Esta buena conectividad, además de reducir la latencia en aplicaciones críticas como cirugías remotas o respuestas rápidas en emergencias, nos permitirá asegurar una conexión veloz y confiable para la telemedicina. De este modo, se podrán realizar consultas remotas de alta calidad en tiempo real, se facilitará la interconexión de dispositivos médicos para el monitoreo en los HDF inteligentes y se reforzará una vez más el modelo de HSP.

Computación cuántica

La capacidad de la computación cuántica (CC) para procesar grandes volúmenes de datos en fracciones de segundo podría hiperrevolucionar la medicina. Los ordenadores cuánticos tienen la capacidad única de representar la información mínima (qbits) en dos estados a la vez. Comparativamente, los ordenadores clásicos han representado la información mínima (bits) a través de 0 o 1, y siempre a través de un bit a la vez. Las innovaciones que podría facilitar la CC[46]:

- Descubrimiento de fármacos simulando interacciones moleculares y disminuyendo la dependencia de ensayos clínicos.

- Diagnóstico de enfermedades complejas al discernir patrones en enfermedades como el cáncer y las enfermedades neurodegenerativas con precisión.

- Personalización de tratamientos analizando variaciones genómicas a una velocidad sin precedentes permitirá ejercer la medicina personalizada.

Dos ejemplos de las diversas colaboraciones internacionales que ya están trabajando en tecnologías del ecosistema como *softwares* o chips de la computación cuántica serían: Accenture con 1Qbit (*software* cuántico) y con Biogen, que están diseñando, desde hace años, la primera aplicación cuántica de soluciones médicas que podría ser utilizada para la esclerosis múltiple, el alzhéimer o el párkinson[47]. También en el Instituto de Investigación Nacional Japonés Quantum y Radiological Science and Technology (QST) están trabajando en técnicas no invasivas para detectar un tumor sólido en media hora, determinar el mejor tratamiento posible y predecir su eficacia terapéutica[47].

El chip cuántico

En 2025 se ha presentado lo que Microsoft ha llamado el primer chip cuántico del mundo, el Chip Majorana[48]. Según Microsoft es el primer chip del mundo que permite observar y controlar las partículas de Majorana para producir qbits que podrían ser más fiables que los creados hasta el momento. Esta fiabilidad es importante porque los errores en la computación cuántica son unos de los cuellos de botella para pasar de la investigación a la aplicación práctica y comercial[48].

Fusión de la inteligencia artificial y la computación cuántica

En una reciente visita al BSC (Barcelona Computing Center), un guía experto en computación comparaba el estado actual de la CC con el de la computación clásica hace ochenta años.

No obstante, la IA y la CC están comenzando a trabajar juntas para resolver problemas que la computación clásica no podría manejar, como la predicción de estructuras de proteínas, sobre todo, en los casos de proteínas grandes o mutadas, fundamentales para tratar enfermedades. La IA ha mostrado eficacia con proteínas pequeñas, pero se ve limitada por la capacidad de procesamiento. La CC solucionaría esto al permitir manejar grandes cantidades de datos y realizar cálculos complejos con mayor rapidez y precisión. Al combinar ambas, en el Center for Computational Life Sciences de Cleveland, los investigadores han logrado predecir estructuras de proteínas con resultados superiores, abriendo nuevas posibilidades en enfermedades raras[49].

Independencia tecnológica

En Europa existe una fuerte dependencia tecnológica de empresas extranjeras en lo que respecta a la computación convencional. El superordenador MareNostrum 5 es uno de los más eficientes del mundo, con una capacidad de 314 petaflops y un almacenamiento de 248 petabytes. Sin embargo, su tecnología depende en gran medida de Intel y NVIDIA.

En contraste, los procesadores de los dos ordenadores cuánticos que operarán en el Barcelona Supercomputing Center (BSC) han sido desarrollados por Qilimanjaro Quantum Tech, una *spin-off* del propio BSC. Esto representa un paso decisivo hacia una mayor independencia europea en el ámbito de la computación cuántica frente a la dependencia tradicional de la clásica[50].

14
Cincuenta casos de uso de la inteligencia artificial

Jordi Serrano-Pons, Adam Skali y
Arnau Valls

La IA se está convirtiendo en un banco de pruebas para todo tipo de posibles transformaciones en el mundo de la medicina, este capítulo quiere mostrar 50 casos de uso para los HDF.

Una revisión reciente de ensayos clínicos sobre IA en salud, publicada en *Lancet,* evidencia un crecimiento acelerado de su aplicación en distintas especialidades[1]. Estados Unidos y China fueron los más prolíficos en la investigación, enfocándose, en la mayoría de los casos, en el análisis de imágenes médicas. Aunque con resultados prometedores, muchos estudios son todavía unicéntricos y presentan escasa diversidad poblacional, identificándose en múltiples ocasiones riesgos como el sesgo de publicación y la falta de pruebas en entornos clínicos reales.

Gráfico 14.1 Ensayos clínicos aleatorizados por países que evalúan la IA en la práctica clínica.

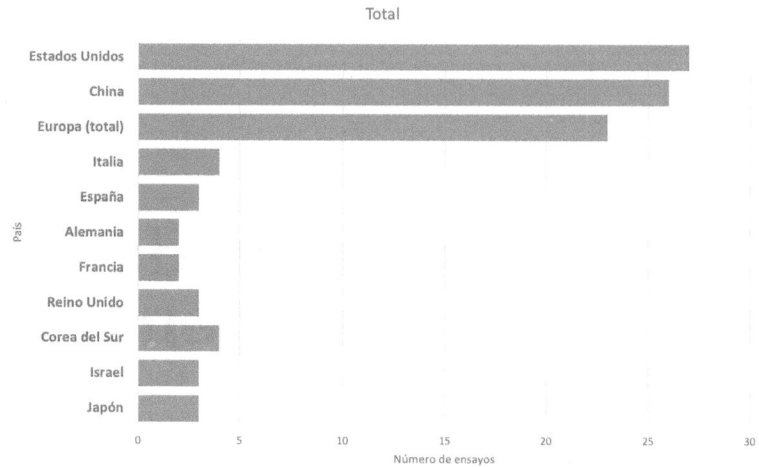

Gráfico 14.2 Ensayos clínicos aleatorizados por especialidades que evalúan la IA en la práctica clínica.

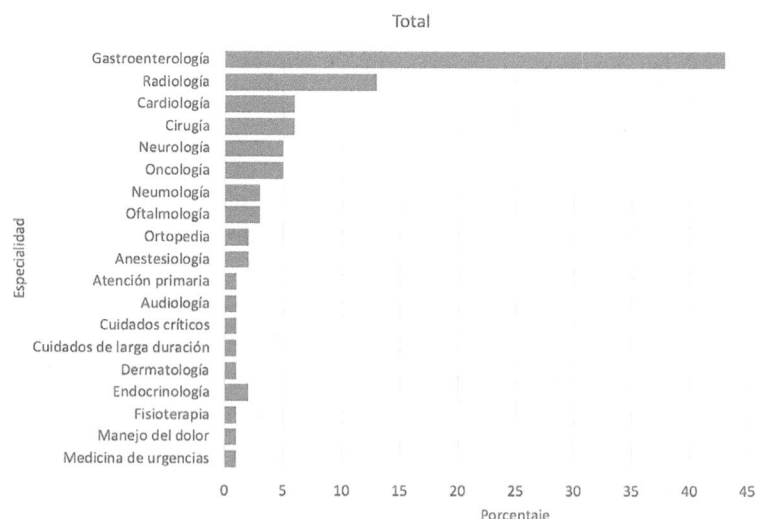

Fuente: Randomised controlled trials evaluating artificial intelligence in clinical practice: a scoping review. Han, Ryan *et al*. *The Lancet Digital Health*, vol 6, Issue 5, e367-e373.

Estos factores limitan la generalización y subrayan la necesidad de ensayos multicéntricos mejor diseñados para poder implementar con garantías una IA transformadora en los HDF. Es necesario hacer una evaluación de la IA con criterios clínicos relevantes y aplicabilidad más operativa. Mientras tanto, la evidencia va expandiéndose, aquí presentamos hasta 50 posibles casos de uso.

Apoyo al diagnóstico y al pronóstico

Dar apoyo al diagnóstico y pronóstico con diferentes tipos de algoritmos podría reducir la carga de trabajo de los profesionales de los HDF a la vez que conseguir una mejora en la precisión,

1) Diagnóstico asistido en imágenes médicas

La mayor cantidad de proyectos de IA están relacionados con imágenes médicas (análisis de radiografías, tomografías, resonancias, imágenes de retina, láminas de patología...) para apoyar en posibles diagnósticos de cáncer, enfermedades cardiovasculares y trastornos neurológicos.

- Detección de retinopatía diabética. Proyecto prototipo de IA que ha sido implementado en múltiples sitios a nivel español e internacional. El análisis de las imágenes de la retina para detectar la retinopatía diabética en centros de atención primaria y centros hospitalarios menores, es un ejemplo claro de hospital sin paredes.

  - Hospital La Candelaria (Tenerife, Canarias) usa la IA para la detección precoz con esponsorización de la Consejería y Novartis[2].

  - Hospital Puerta de Hierro (Madrid) para el cribado automatizado con sistema robotizado e IA[3].

  - NaIARD, Universidad de Navarra, usa un algoritmo clínico de apoyo al cribado en AP[4].

○ El Airdoc (China) obtuvo la aprobación de la NMPA en 2023 para un sistema IA de cribados de retinopatía diabética en AP[5].

• Detección cáncer cervical. Análisis de muestras para detectar anomalías celulares, mejorando el diagnóstico temprano.

○ NCI (Estados Unidos) y Global Good han creado una evaluación visual automatizada (EVA) para imágenes digitales del cuello uterino identificando cambios precancerosos, con precisión superior a humanos en la citología[6].

2) Pronóstico asistido en imágenes médicas

Con las imágenes no solamente se podrá dar soporte al diagnóstico, sino también soporte al pronóstico.

• Endocarditis infecciosa (EI). El Hospital Clínico Universitario de Valladolid y el Ciber-CV están desarrollando una herramienta para predecir el pronóstico de EI[7].

3) Diagnóstico asistido por biomarcadores

La combinación de biomarcadores con otros parámetros puede transportarnos a otra galaxia en el diagnóstico del cáncer, siendo la IA fundamental para combinar y apoyar en el diagnóstico y pronóstico.

• Cáncer de mama y de pulmón. El ICS ha desarrollado cuatro algoritmos para mejorar el diagnóstico del cáncer de mama cuantificando cuatro biomarcadores (HER2, Ki67, receptores de estrógenos y receptores de progesterona)[8].

4) Detección temprana de infecciones hospitalarias

La IA monitorizará posibles brotes de infecciones nosocomiales. En los HDF, la respuesta rápida a estas situaciones será fundamental para participar en programas de prescripción de antibiótico tipo Netflix.

- SAS utiliza análisis avanzados para alertar de manera temprana sobre patrones de infección[9].

5) Detección temprana de sepsis

La IA permitirá analizar datos en tiempo real para detectar sepsis tempranamente.

- Mayo Clinic utiliza IA para identificar signos de sepsis, mejorando resultados clínicos[10].

Medicina de precisión

6) Oncología de precisión

La IA analizará datos genómicos tumorales y datos clínicos para recomendar regímenes de inmunoterapia específicos y personalizados para cada paciente.

- En 2021 la FDA aprobó un *software* Paige Prostate creador de informes diagnósticos del cáncer de próstata[11].
- 3D Medicines personaliza tratamientos inmunoterapéuticos contra el cáncer utilizando plataformas de IA.

7) Predicción de respuestas al tratamiento

Permite identificar biomarcadores para la selección de tratamientos más personalizados según la predicción de respuestas al tratamiento.

- Mayo Clinic ha desarrollado un algoritmo de IA que analiza metabolitos en muestras de sangre para predecir la actividad de la artritis reumatoide[12].

Prevención primaria y prevención secundaria

8) Prevención de enfermedades con predisposición genética

- Sanitas ha puesto en marcha un programa pionero en medicina preventiva (Mi salud genómica) para detectar posibles enfermedades con predisposición genética. La IA tendrá un rol más relevante a medida que el programa se extienda[13].

9) Personalización de planes dietéticos

La IA crea planes dietéticos personalizados basados en historial médico, mejorando la gestión de condiciones.

- **Diet ID** analiza información clínica y preferencias alimentarias del paciente para generar recomendaciones nutricionales adaptadas, facilitando el manejo de enfermedades como la diabetes y la obesidad[14].

10) Prevención de caídas en pacientes hospitalizados

- **Medicip Health** implementa sistemas de IA que monitorean a los pacientes y predicen el riesgo de caídas alertando al personal para tomar medidas preventivas[15].

Gestión hospitalaria

11) Simplificación de la documentación clínica

El procesamiento de lenguaje natural (PLN) está cambiando uno de los factores más estresantes para los sanitarios.

- Sistemas como DAX copilot[16], Llamalitica[17], Speaknosis[18], Relisten, pueden disminuir la carga administrativa del clínico y facilitar su cuidado. En los HDF esta humanización será un activo casi obligatorio para cuidar a una población de clínicos escasa y exigente.

- Sanitas ha creado Sanitask y lo ha probado durante 8 meses con excelentes resultados, con una pantalla inicial muy simple que facilita muchísimo la visita y produce informes multilingües. En proceso está la integración con la HC, adaptación a cada profesional, multimodalidad con ejecución de tareas administrativas y alarmas.

12) Análisis predictivo para la afluencia de pacientes

Predecir el flujo de pacientes permitirá optimizar recursos a los gestores de los HDF e informar a los pacientes potenciales de la situación del sistema.

- El Hospital Universitario de Copenhague usa IA para prever la afluencia en urgencias[19].

13) Optimización de flujos administrativos y clínicos

Las tareas administrativas, clínicas y dispensación de medicamentos pueden ser automatizadas con IA, lo que permite a los profesionales concentrarse en el paciente. La no automatización podría ser vista a medio plazo en el HDF como un retraso hacia la humanización.

- Ping An Smart Healthcare implementa IA para optimizar flujos hospitalarios, mejorando la eficiencia operativa y reduciendo los tiempos de espera[20].

14) Derivación inversa

La IA se está utilizando para realizar un autotriaje y redirigir a los pacientes con nivel de urgencias 4 y 5 hacia la atención primaria.

- Mediktor se ha utilizado en el Hospital Universitari Arnau de Vilanova de Lleida para esta finalidad. De los pacientes que recibieron la recomendación de acudir al centro de urgencias de atención primaria (CUAP), el 91 % se marchó del hospital[21], de ellos, el 73 % llegó al CUAP, mientras que un 17 % decidió irse a su domicilio sin recibir ningún tipo de atención.

- El mismo hospital ha implementado con posterioridad un asistente virtual evaluador de síntomas llamado Óscar.

Los pacientes que utilizan estas herramientas de manera correcta son premiados con prioridad si han aceptado ir al centro de primaria desde el hospital o si han estado esperando en el centro de primaria y son enviados después al hospital. La formación sobre el uso responsable de la demanda aguda puede convertirse en una de las herramientas más valiosas de los HDF.

15) Predicción de readmisiones

La IA ya puede predecir readmisiones, permitiendo intervenciones preventivas personalizadas.

- Optum[22] ofrece análisis predictivos que identifican a los pacientes con mayor riesgo de reingreso, facilitando medidas preventivas.

16) Mejora de la comunicación entre departamentos

La IA puede facilitar la transferencia de información entre departamentos y reducir tiempos de espera.

- El Hospital Mount Sinai ha automatizado flujos de comunicación interna, asegurándose de que la información crítica llegue a distintos equipos médicos y administrativos[23].

17) Riesgo de hospitalización

Analizar los datos de pacientes para predecir su riesgo de hospitalización y complicaciones y poder compararlos con los porcentajes de hospitalización real según los perfiles de pacientes.

- El Hospital Mount Sinai[24] implementó un sistema de este tipo en 2023. En los HDF la comparación entre diferentes hospitales permitiría implementar de una forma más efectiva las guías clínicas.

18) Detección de errores médicos

La IA puede revisar registros médicos para identificar errores.

- Johns Hopkins[25] está explorando el uso de IA para mejorar la precisión de los registros médicos.

- El Centro de Investigación de Excelencia Clínica de Stanford (CERC) integra la inteligencia ambiental con sensores de infrarrojos y sistemas de aprendizaje automático en las salas médicas para ayudar a reducir la tasa de errores fatales que ocurren hoy en día debido al gran volumen de pacientes y la complejidad de su atención[26].

19) Gestión del *stock* de equipo médico

La IA puede utilizarse para predecir el mantenimiento y optimizar el *stock* de piezas, minimizando interrupciones.

- GE Healthcare[27] y Siemens Healthineers[28] han desarrollado un sistema de IA que monitoriza el uso de equipos médicos, anticipando necesidades de mantenimiento.

20) Análisis predictivo para inventario farmacéutico

La IA puede ayudar en la predicción de la demanda de medicamentos para optimizar el inventario, reduciendo faltantes y costos.

- McKesson[29] utiliza algoritmos de IA para predecir la demanda y optimizar el inventario farmacéutico.

21) Gestión del stock farmacéutico en farmacias hospitalarias

La IA asegura precisión en la dispensa, minimizando errores y desperdicio.

- ScriptPro[30] y Omnicell[31] usan inteligencia artificial para gestionar inventarios de medicamentos, reduciendo las tasas de error humano y optimizando la disponibilidad de fármacos esenciales.

22) Gestión de la cadena de suministro hospitalaria

La IA optimiza inventarios y rutas de entrega, asegurando disponibilidad de suministros.

- VUEMED Inc.[32] desarrolla modelos predictivos que permiten anticipar la demanda de productos médicos.

23) Detección de fraudes en seguros de salud

La IA se utiliza para detectar reclamaciones fraudulentas en los seguros médicos, identificando, por ejemplo, recetas falsas o tratamientos ginecológicos facturados a pacientes masculinos.

- La Administración Nacional de Seguridad Sanitaria de China (NHSA) está utilizando algoritmos de IA para rastrear patrones sospechosos en las reclamaciones médicas[33], detectando un fraude valorado en 100 millones de yuanes en Harbin.

Soluciones de triaje, clínicas y de seguimiento

24) Telemedicina y consultas virtuales

La telemedicina puede sofisticarse con chatbots y asistentes virtuales impulsados por IA proporcionando ayuda en triaje de pacientes, seguimiento y acceso a la atención médica.

- Ali Health y JD Health (la plataforma de salud online más grande de China) utilizan plataformas que integran IA para automatizar consultas médicas iniciales, evaluar síntomas y facilitar el acceso remoto a la atención[34].

25) Gestión del riesgo clínico

La IA puede identificar pacientes de alto riesgo, proporcionando alertas para intervenciones tempranas.

- TheraDoc[35] emplea algoritmos de IA que analizan múltiples variables clínicas en tiempo real para advertir a los equipos médicos sobre pacientes que requieren atención inmediata.

26) Seguridad del parto

Herramientas de IA monitorizan datos durante el parto, proporcionando alertas clínicas en tiempo real.

- PeriGen[36] aplica algoritmos que analizan las señales maternas y fetales en tiempo real.

27) Salud infantil

- El Hospital Mount Sinai[37] ha puesto en marcha un nuevo centro de IA para la salud infantil en 2025.

- El Hospital San Joan de Déu de Barcelona ha creado diversos algoritmos pediátricos para el seguimiento de niñas y niños vulnerables con enfermedades críticas, tanto de origen quirúrgico como cardíaco, respiratorio (bronquiolitis) o infeccioso (sepsis)[38].

- El Instituto de Investigación Biomédica de Málaga (IBIMA)[39] desarrolló un modelo predictivo para anticipar el ingreso en UCI pediátricas en pacientes con complejidad médica, permitiendo la identificación temprana de los niños con mayor riesgo.

- El módulo de IA denominado XIAO YI en el Centro Médico Infantil de Shanghái (SCMC) redujo drásticamente los tiempos de espera mediante la preordenación de análisis de laboratorio e imágenes médicas basadas en los síntomas del paciente, antes de la consulta. La implementación de esta solución redujo el tiempo de espera medio de 1.97 horas a 0.38 horas[40].

28) Predicción de emergencias cardíacas

La IA pueden analizar la monitorización cardíaca para predecir episodios críticos, permitiendo intervenciones tempranas.

- Early Warning Score (EWS)[41] del Hospital Universitario de Zurich integra datos fisiológicos para anticipar eventos cardíacos graves.

29) Rehabilitación de accidentes cerebrovasculares (ACV)

Los exoesqueletos y las interfaces cerebro-computadora impulsados por IA asisten a pacientes que han sufrido un ACV, utilizando señales neuronales para controlar extremidades robóticas.

- BrainCo[42], con sede en Beijing, ha desarrollado soluciones que integran interfaces cerebro-máquina.

30) Diagnóstico de trastornos del sueño

Dispositivos de IA monitorizan los patrones de sueño utilizando tecnología de radar, detectando apnea del sueño e insomnio sin necesidad de sensores invasivos.

- Sleepiz AG[43] en colaboración con hospitales de China, ha desarrollado dispositivos que emplean IA y radares para analizar la respiración y los patrones de sueño de forma no intrusiva.

31) Chatbots de salud mental

Los chatbots impulsados por IA pueden ofrecer terapia basada en la terapia cognitivo-conductual (CBT) e intervenciones en crisis, con una precisión del 85 % en la detección de lenguaje indicativo de depresión.

- Xiaolce[44] desarrollado por Microsoft, ha implementado chatbots que brindan apoyo emocional y orientación terapéutica utilizando análisis de sentimientos para identificar a usuarios en riesgo.

32) Detección temprana del deterioro renal

La IA utiliza biomarcadores para predecir riesgos de deterioro renal, mejorando el diagnóstico.

- Kidney IntelX de Renalytix IA[45] analiza múltiples parámetros clínicos y de laboratorio para identificar pacientes en riesgo, facilitando intervenciones tempranas.

33) Trastornos neurológicos (detección de alzhéimer y TDAH)

Una tecnología de seguimiento ocular impulsada por IA permite detectar signos tempranos de alzhéimer y TDAH.

- Neuro-Weave[46] está desarrollando una plataforma de análisis ocular basada en IA que evalúa los movimientos oculares para identificar patrones asociados con trastornos neurológicos, facilitando un diagnóstico precoz.

34) Detección temprana del deterioro cognitivo

La IA analiza datos clínicos para detectar temprano el deterioro cognitivo en personas mayores.

- Sistemas como CognICA[47] permiten evaluar patrones cognitivos mediante análisis avanzado, apoyando el diagnóstico precoz de condiciones como la demencia.

35) Gestión del dolor en cuidados paliativos:

Personalización del manejo del dolor en cuidados paliativos con IA.

- PainChek[48] permite evaluar el dolor en pacientes que no pueden comunicarse verbalmente. La herramienta analiza expresiones faciales y otros indicadores biométricos para una evaluación objetiva del dolor.

Fármacos y resistencia a antibióticos

36) Reutilización de medicamentos para nuevas indicaciones

La IA identifica medicamentos existentes (como antifúngicos) como posibles tratamientos para enfermedades genéticas raras como la esclerosis lateral amiotrófica (ELA).

- Insilico Medicine[49] usa el aprendizaje profundo para descubrir nuevas aplicaciones terapéuticas de medicamentos existentes, acelerando tratamientos para enfermedades como la ELA.

37) Aplicaciones en la resistencia antimicrobiana

- Optimización del uso de antibióticos. La IA monitoriza el uso de antibióticos para reducir resistencias, identificando usos innecesarios.
  - El Hospital Universitario Virgen del Rocío[50], en Sevilla, utiliza IA para optimizar el uso de antibióticos.

- Identificación de bacterias resistentes.

  ○ Investigadores de la Universidad de Zúrich han desarrollado EUCAST-GPT-Expert[51], una herramienta basada en chatGPT-4, que interpreta pruebas de difusión en disco para identificar bacterias resistentes, complementando el trabajo de los microbiólogos.

Cirugía y postoperatorio

38) Optimización del uso de recursos quirúrgicos

La IA analiza datos para optimizar el uso de salas y equipos quirúrgicos, reduciendo costos.

- Surgical Information Systems (SIS)[52] ha desarrollado sistemas para planificar mejor las operaciones quirúrgicas, asignando eficientemente los recursos disponibles y evitando tiempos muertos en los quirófanos.

- Surgical Review Corporation[53] implementa soluciones de IA que mejoran la programación de procedimientos y asignación de recursos, aumentando la eficiencia en entornos ambulatorios.

39) Gestión del flujo de pacientes en quirófanos

La IA predice el uso de quirófanos para optimizar la programación, reduciendo cancelaciones.

- iQueue for Operating Rooms[54] proporciona análisis en tiempo real y recomendaciones prescriptivas para la gestión de bloques y tiempos abiertos en quirófanos.

- El Hospital Universitario de Toronto[53] utiliza IA para predecir tiempos de quirófanos.

40) Cirugía asistida por IA

Múltiples hospitales utilizan sistemas quirúrgicos robóticos, que integran capacidades de IA para asistir a los cirujanos en procedimientos complejos, optimizando los resultados quirúrgicos[55].

41) IA para la predicción de complicaciones postquirúrgicas

La IA predice riesgos de complicaciones postoperatorias, permitiendo intervenciones preventivas.

- Periscope, desarrollada por investigadores de varias universidades holandesas, incorpora IA para predecir posibles complicaciones después de la cirugía[56].

42) Gestión del dolor postoperatorio

La IA personaliza el manejo del dolor postoperatorio, ajustando tratamientos según las necesidades del paciente.

- PainQx[57] utiliza la IA para analizar las señales cerebrales del paciente y proporcionar una evaluación objetiva del dolor

Enfermedades raras

43) Enfermedades raras

- La plataforma UNICAS, del Hospital Sant Joan de Déu, utilizará la IA con los datos recogidos por la plataforma Share4Rare para producir modelos de predicción de algunas enfermedades raras[58].
- Una plataforma de IA permite diagnosticar cataratas congénitas, ofreciendo una estratificación del riesgo y recomendaciones personalizadas. El Centro Oftalmológico de Zhongshan utiliza la plataforma IA CC-Cruiser para identificar cataratas congénitas[59].

Salud global y salud pública

44) Soporte al diagnóstico de enfermedades desatendidas

- La OMS junto con UniversalDoctor ha creado la aplicación Skin NTD App, una aplicación para dar soporte diagnóstico de enfermedades desatendidas como la Lepra, úlcera de buruli, Lesmanhiasis, etc., hasta un total de 12 enfermedades desatendidas con afectación a la piel[60].

45) Predicción de respuestas inmunitarias a vacunas

Predicción de respuestas individuales a vacunas, mejorando su efectividad.

- Investigadores del National Institute of Allergy and Infectious Diseases aplican modelos de aprendizaje automático para anticipar cómo responderá cada paciente a las inmunizaciones[61].

46) Respuesta a epidemias

La IA se utilizó para predecir brotes, rastrear contactos y apoyar el diagnóstico durante la pandemia de COVID-19 en China.

- El CDC de China[62] junto con instituciones de investigación en IA han implementado modelos predictivos que ayudaron a contener la propagación del virus mediante el análisis de datos en tiempo real.

Investigación médica

47) Minería de literatura médica con IA

La IA analiza grandes volúmenes de literatura científica para proporcionar información relevante a los investigadores, pero también clínicos, acelerando la toma de decisiones.

- FDA Elsa[63] es una herramienta de IA generativa lanzada por la FDA para acelerar revisiones científicas internas, resumir eventos adversos y priorizar inspecciones regulatorias.

48) Investigación genómica y medicina personalizada

La IA acelera el descubrimiento de medicamentos y el análisis genómico, permitiendo, por ejemplo, diseñar un fármaco contra la fibrosis pulmonar en tan solo 18 meses (comparado con los 6 años habituales).

- La Universidad de Beijing[64] aplica algoritmos de IA para acelerar el análisis genómico y el desarrollo de fármacos de precisión, trabajando con diferentes hospitales.

Creación de datos sintéticos

49) Creación de *spin-offs* para crear datos sintéticos

La escasez de datos requiere fomentar otras estrategias para la obtención de datos. La creación de datos sintéticos puede ser una de las opciones.

- El Hospital Clínico San Carlos[65], con su unidad de innovación, está fomentando la creación de este tipo de empresas que facilitarán sobre todo poder realizar estudios clínicos sin la necesidad de tener grandes grupos control.

Entornos de simulación

50) Creación de pódcast educativos y atractivos con IA

- CorCast es un pódcast creado por el Centro de Simulación del HSJD de Barcelona que utiliza IA para crear voces que parezcan a locutores de radio y crear un pódcast atractivo para estudiar casos clínicos difíciles[66].

15
Una visión para el futuro

Jordi Serrano-Pons

1. El sueño de un hospital del futuro

Tu BOP cuida de ti: Amanda ha llegado muy temprano al hospital y se toma un café viendo salir el sol detrás de ese maravilloso mar que tiene enfrente. Antes de eso ha pasado por el vestuario y en una celda individual llamada de Bienestar y Orientación Personal (BOP) ha sido examinada por varios agentes de IA a través de su voz, sus microcapilares a través de una prueba de vídeopletismografía y de diversos sensores que, entre otras cosas, detectan humo de tercera generación mediante un detector de nitrosaminas.

Amanda nunca ha fumado, pero tiene curiosidad por saber cómo afecta a su ropa y piel que otros compañeros hayan fumado en sus casas. BOP le dice que todo está ok, su estado mental es correcto, sus biomarcadores también y su riesgo cardiovascular está mejorando poco a poco después de una intervención nutricional, de sueño y de actividad física de un año de duración.

Este análisis es parte del programa de prevención personalizada que incorpora datos multiómicos, incluyendo microbioma dérmico, que se almacenan en su biobanco personal. Está contenta porque en una semana recibirá un superbonus.

Inteligencia ambiental y agentes adaptados: Amanda es una intensivista que domina múltiples tecnologías y ha coliderado proyectos de IA explicativa en la UCI, combinando modelos generativos y supervisados para la predicción temprana de complicaciones en pacientes críticos. Utiliza plataformas de soporte clínico que integran gemelos digitales y motores de inferencia basados en IA para simular trayectorias terapéuticas.

Hoy en la UCI, Amanda tiene varios pacientes con quemaduras de tercer grado tratados con terapias celulares autólogas producidas in situ en la unidad GMP del hospital. Convoca a su equipo multidisciplinar mediante una sala virtual inmersiva para coordinar la jornada. Consulta también con el Agente Supervisor, una IA basada en inteligencia ambiental con sensores infrarrojos y visión computacional que monitoriza en tiempo real el cumplimiento de protocolos como el lavado de manos, presencia prolongada en zonas estériles y patrones de interacción entre familiares y pacientes.

Las alarmas generadas por el sistema se priorizan mediante un clasificador neuronal entrenado con *feedback* del personal clínico, y son canalizadas hacia agentes específicos

Hospital realmente descentralizado: Amanda va a comer con una amiga, Silvia, cardióloga especialista en insuficiencia cardíaca, y esta le explica que van a recibir un premio por haber disminuido la mortalidad de los habitantes asignados al hospital mediante una redistribución de los recursos y conocimientos hacia los centros de atención primaria y hospitales más pequeños. Amanda la escucha fascinada y piensa que a sus pacientes no puede tratarlos fuera del hospital. En realidad, son casi los únicos pacientes que están más de una semana en el hospital. Quedan muy pocos pacientes que permanezcan en el hospital si no están en la UCI.

The future is Now: Después de comer, Amanda tiene un seminario en un nuevo edificio que llaman InnoVerde, porque parece más un jardín que un hospital, y donde se ha creado un modelo de aceleración de ideas y proyectos llamado The Future is Now (FsN). En The FsN se aceleran no solamente *startups*, sino también modelos de atención sanitaria que se prueban entre seis meses y un año según la patología o el modelo de prevención propuesto.

La prevención es la reina: Amanda sonríe. Tiene suerte. Los modelos de atención sanitaria han virado en los últimos años hacia la medicina proactiva y preventiva, y la mayoría de los ingresos del hospital se canalizan en cuatro grandes fondos: prevención cardiovascular, prevención cerebral, prevención hepática y prevención oncológica y medicina personalizada. El dinero destinado a tratamientos para patologías concretas se puede utilizar de manera rutinaria siempre que el hospital haya establecido un programa de prevención inicial con el paciente, programa que ocupa la mayor parte del gasto. En los casos en los que no ha sido así, el hospital debe enviar una justificación, y si el porcentaje de pacientes sin prevención supera el 15 %, el hospital y sus centros de salud, con los que conforma su HCSSP (hospital-centro de salud-sin paredes), pierden el bonus para la contratación de su personal investigador en prevención.

La dirección médica es ocupada habitualmente por un especialista en medicina preventiva y en la dirección del hospital la figura del director de pacientes sobresale. El hospital sin paredes y su mundo digital se ha convertido en un buscador de pacientes en la comunidad donde encuentran los biomarcadores que guían todas las intervenciones de su comunidad favoreciendo las intervenciones. Hay tantos biomarcadores como granos de arena en una playa de arena blanca maravillosa.

Prevención y balance también para los sanitarios: En la planta superior, los sanitarios acceden a zonas de regeneración neuropsicológica con realidad aumentada terapéutica y luz circadiana en unas instalaciones adaptadas para el bienestar, pueden participar en una serie de actividades de recuperación físico-mentales un día a la semana, y muchos de ellos se han apuntado al programa

Balance, donde, si se comprueba que duermen más de siete horas al día, tres días a la semana y siguen la nutrición y el ejercicio recomendados, reciben un bonus importante. Los agentes de IA del hospital, por otro lado, están programados para que, si un clínico o cirujano duerme menos de cinco horas y media un día, se le cancele la visita o la cirugía.

2. Hospitales referentes en el mundo

No sabemos si algunos HDF de aquí a veinte años van a poder ofrecer un hospital como hemos soñado, pero los HDF impulsados por los rápidos avances tecnológicos, la creciente demanda de atención médica y la urgente necesidad de sostenibilidad tanto económica como medioambiental, sufrirán en muchos casos una evolución nunca vista, por lo que los cambios esperables en los HDF no se pueden profetizar ni detallar, ya que podría ser posible que en muchos de ellos haya tal nivel de transformaciones que no nos podemos ni imaginar.

Antes de imaginarnos esos HDF, repasemos cuáles son los hospitales referentes según algunas clasificaciones y según algunos territorios actualmente.

Según el ranking World's Best Hospitals 2025, elaborado por la revista *Newsweek* en colaboración con Statista, los hospitales mejor posicionados a nivel mundial son[1]: Mayo Clinic (Estados Unidos.); Cleveland Clinic (Estados Unidos.); Toronto General Hospital (Canadá); Karolinska Universitetssjuk hhuset (Suecia); The Johns Hopkings Hospital (Estados Unidos); Massachusetts General Hospital (Boston); Charité Universitätsmedizin Berlin (Alemania).

En España, el Hospital Universitario La Paz en Madrid aparece en el puesto 49 de la lista global, siendo reconocido por su excelencia en neurología, cirugía general y digestiva, neonatología y trasplantes de órganos.

En cuanto a los llamados hospitales inteligentes, la clasificación World's Best Smart Hospitals 2025 de Newsweek destaca a los hospitales que lideran en el uso de tecnologías avanzadas como inteligencia artificial, telemedicina, robótica y sistemas electrónicos. Los primeros hospitales clasificados en esta categoría son[1]: Cleveland Clinic,Mayo Clinic; The Johns Hopkins Hospital; Singapore General Hospital (Singapur); Charité Universitätsmedizin Berlin. En España, el Hospital Universitario Vall d'Hebron de Barcelona destaca como el hospital más inteligente del país, ocupando la posición 38 a nivel mundial. Este reconocimiento se debe al uso de la realidad virtual y aumentada en el diagnóstico y tratamiento de pacientes.

Según la clasificación española Monitor de Reputación Sanitaria (MRS)[2] los 10 primeros hospitales son: Hospital Universitario la Paz, Hospital Universitario Gregorio Marañon, Hospital Clínic de Barcelona, Hospital Universitario 12 de Octubre, Hospital Universitari Vall d' Hebron, Hospital Universitari i Politècnic la Fe, Hospital Universitario Ramón y Cajal, Hospital Universitario Virgen del Rocio, Hospital Universitario Fundación Jimenez Diaz, Hospital Universitario Puerto de Hierro Majahonda.

Estos hospitales son los mejores valorados por miles de profesionales sanitarios debido a la concentración de estructura, conocimiento e inversión acumulada durante diversas décadas.

¿Los hospitales del futuro más valorados van a ser solamente los hospitales referentes? ¿O los hospitales del futuro mejor valorados serán los más adaptados a sus ecosistemas locales?

3. Hospitales del futuro sin paredes, inteligentes y sostenibles

Los HDF podrían evolucionar hacia muchas formas distintas, pero después de ver los desafíos existentes y la potencialidad de la tecnología en *Hacia el futuro de los hospitales* hemos decidido apostar por entornos altamente descentralizados que aprovechen al máximo la digitalización y la IA, donde la atención médica pueda ser accesible en cualquier momento y lugar, garantizando, al mismo tiempo, la sostenibilidad económica del sistema y la equidad de acceso.

- **Hospitales sin paredes.** La descentralización permitirá que muchos tratamientos y consultas médicas se realicen fuera de los hospitales, a través de una atención primaria fortalecida, de tratamientos en centros satélites, de una telemedicina avanzada, dispositivos médicos conectados y monitoreo remoto continuo.

- **Hospitales inteligentes.** La integración de IA con la consecuente automatización permitirá mejorar la eficiencia operativa, reducir costos y optimizar la experiencia del paciente.

- **Hospitales sostenibles.** La infraestructura de los HDF debe diseñarse con un enfoque ecológico, reduciendo su impacto ambiental mediante el uso de energías renovables, gestión eficiente de residuos y arquitectura verde.

Estos cambios aumentarán la eficiencia del sistema hospitalario y garantizarán un acceso equitativo a la salud, independientemente de la ubicación geográfica del paciente.

Gráfico 15.1 Innovaciones con inteligencia artificial en los hospitales del futuro

Integración para prevención

Hospital sin paredes

- Integración inteligente con la AP
- Programas de promoción de la salud personalizados
- Programas de prevención y predicción de riesgos
- *Screenings* personalizados de enfermedades / cáncer (genética, estilo de vida, susceptible de riesgo)
- Personalización de planes dietéticos
- Prevención de caídas en casa y en pacientes
- Detección temprana de deterioro cognitivo
- *Screening* y diagnóstico de trastornos del sueño
- Prevención de errores médicos

- Soluciones de triaje
- Telemedicina con consultas virtuales
- Soluciones de monitorización y seguimiento
- Riesgo de hospitalización (reingresos) y prevención secundaria de exacerbaciones.
- Predicción de emergencias cardíacas
- Chatbots de salud mental
- Hospital sin paredes para la salud infantil
- Rehabilitación de accidentes cerebrovasculares
- Derivación inversa a AP y de AP a hospital

Diagnosis, prognosis y precisión

- Diagnóstico asistido en imágenes médicas
- Diagnóstico asistido por biomarcadores
- Detección temprana de infecciones y sepsis
- Inteligencia ambiental con sensores
- Detección temprana del deterioro renal
- Pronóstico asistido en imágenes médicas
- Detección de errores médicos
- Programas específicos de lucha con la RAM
- Predicción de respuestas al tratamiento
- Oncología de precisión

Cirugía y posoperatorio

- Optimización del uso de recursos quirúrgicos
- Gestión del flujo de pacientes en quirófanos
- Cirugía asistida por IA (sistemas quirúrgicos)
- IA para predicción de complicaciones posquirúrgicas
- Gestión del dolor posoperatorio
- UCI inteligentes

Gestión hospitalaria y ASBV

- Cogestión del hospital sin paredes con la atención primaria
- Mejor colaboración entre departamentos, otros hospitales y AP
- Simplificación de la documentación clínica y bienestar para el paciente y el sanitario
- Optimización de flujos administrativos y clínicos
- Análisis predictivo de afluencia de pacientes
- Análisis predictivo y gestión del *stock* de equipo médico, cadena de suministro y *stock*, e inventario farmacéutico.
- Programas de pago por ASBV guiados por IA

Promoción de la equidad

- Gestión del riesgo clínico en cualquier situación
- Seguridad del parto en cualquier hospital
- Programas específicos de salud infantil
- Investigación / tratamiento de enfermedades raras
- Entornos de simulación
- Gestión del dolor en cuidados paliativos
- Trastornos neurológicos: alzhéimer y TDAH
- Soporte diagnóstico en enfermedades desatendidas
- Soporte y respuesta a epidemias y pandemias

Disminución del impacto ambiental

- Soporte al diseño sostenible
- Soporte a la gestión hospitalaria orientada hacia un hospital verde
- Edificios inteligentes y eficiencia energética
- Optimización de rutas logísticas
- Implantación de procesos administrativos y clínicos verdes
- Gestión por procesos sostenibles
- Soporte en la gestión de residuos

Investigación y transferencia tecnológica

- Ayuda al investigador
- Minería de literatura médica con IA
- Evaluación de la mejor política de investigación para la institución
- Investigación genómica y medicina personalizada
- Ayuda en el escaneo tecnológico
- Ayuda en la evaluación tecnológica
- Soporte a la creación de transferencia tecnológica en los entornos hospitalarios
- Creación de datos sintéticos

Gráfico 15.2 Innovaciones con nanotecnología en los hospitales del futuro

Nanomedicamentos inteligentes

- Liberación dirigida
- Liberación controlada
- Reducción de efectos secundarios
- Terapias oncológicas selectivas

Diagnóstico precoz y prevención

- Detección de biomarcadores
- Análisis ultrasensibles
- Superficies nanotratadas para prevenir infecciones

Nanorrobots médicos y quirúrgicos

- Navegación en torrente sanguíneo
- Eliminación de células tumorales
- Posibles microcirugías internas
- Monitorización posoperatoria

Regeneración de tejidos

- Nanofibras para curación de heridas
- Reducción de efectos secundarios
- Posibles microcirugías selectivas

4. Llamada a la acción

Los hospitales del futuro son una construcción colectiva que requiere de la participación de Gobiernos, instituciones de salud, profesionales de la salud, empresas tecnológicas y especialmente de los pacientes.

Para estar preparados en esta construcción colectiva cada participante debe jugar su papel y tener claro que es una pieza importante de una llamada colectiva, una llamada a la acción que permita construir las catedrales del siglo XXI, los hospitales sin paredes, eficientes, sostenibles a los cambios económicos, sociales y medioambientales.

En definitiva, los HDF deben convertirse en los templos de la salud proactiva, en un formato monumental, no a nivel de edificio sino de la transversalidad de estos HSP y la llegada a todos los rincones.

Esto más que nunca requiere de la participación de todos los actores fundamentales:

Profesionales de la salud hacia una implicación de coliderazgo

Los profesionales tienen delante una gran oportunidad para tener un rol proactivo de coliderazgo en la implementación de las grandes transformaciones que los sistemas hospitalarios necesitan. Es importante implicarles al máximo en el análisis de los desafíos y que lideren el cambio de rol de los hospitales a través de las tecnologías disruptivas. No deberían convertirse en meros observadores de los grandes cambios, tal y como pasó en los cambios tecnológicos del pasado. Aprovechar la IA para poder implementar nuevos procesos y transformaciones que aceleren el HSP en la comunidad y que estructuren modelos de predicción y promoción de la salud para cada paciente.

Gobiernos y reguladores hacia la proactividad y el valor

A nivel europeo parece que una mayoría de los europeos deseamos mantener un sistema público lo más universal posible, que nos proteja de la ruina económica ante una enfermedad grave. Por ello, sería sensato proponer grandes acuerdos que permitan valorar de forma transparente el coste de dicho sistema sanitario y explorar cómo podría adaptarse, incorporando esos nuevos roles de los que hemos hablado para que el hospital del futuro sea un hospital sin paredes, preventivo y sostenible.

El funcionamiento por volumen y reactividad debe virar hacia el funcionamiento por valor y servicios proactivos. La tecnología debe estar al servicio de este gran propósito, y no al revés.

Empresas tecnológicas y *startups* hacia una oportunidad única de participar

Los nuevos cambios de rol en los HDF representan una gran oportunidad tanto para las empresas tecnológicas consolidadas como para las nuevas startups ágiles e innovadoras. Estas transformaciones abren la puerta al desarrollo de soluciones que no solo mejoren la atención médica, sino que también la hagan más accesible, personalizada y eficiente.

Las posibilidades son prácticamente inagotables: desde plataformas de diagnóstico remoto hasta sistemas de automatización clínica, realidad aumentada, nuevos biomarcadores, siempre con la inteligencia artificial (IA) como motor del cambio y con unas reglas de validación y certificación bien conocidas por todos que acompañen a todas estas nuevas tecnologías.

Pacientes y comunidades hacia una participación efectiva de los pacientes

La educación en salud proactiva y la concienciación sobre los costos sanitarios y las capacidades del sistema para atender demandas agudas son fundamentales para que la ciudadanía comprenda las necesidades existentes y exija a los responsables políticos las inversiones necesarias, así como un cambio de mentalidad a largo plazo por parte de todos los actores del sistema.

La participación de los pacientes y la retroalimentación continua con los demás componentes del sistema son esenciales para construir el sistema de salud del futuro o los hospitales del futuro.

Si todos los actores del sistema colaboran entre ellos y tienen este rol proactivo, entonces el hospital del futuro será viable y no será solo un edificio o un conjunto de edificios, sino que será un ecosistema de salud interconectado, donde la atención sanitaria se brinde de manera personalizada, eficiente y sostenible.

5. Cada hospital del futuro es una partida de ajedrez particular

La transformación de cada hospital hacia su HDF es una partida de ajedrez porque en cada territorio o región, las condiciones socioeconómicas, la prevalencia de enfermedades y los objetivos de tratamiento o la implementación de la Cobertura de Salud Universal (CSU) son distintos.

El rey y la reina, los pacientes y los sanitarios deben ser protegidos adecuadamente y en cada hospital los actores responsables de la transformación tendrán que jugar con las piezas que tengan a su disposición.

El HDF prototipo no existe, sino que dependerá de cada lugar y de los objetivos de su sistema de salud, pero si nos tenemos que mojar, los mejores HDF serán los que se adapten a las necesidades de sus poblaciones. Cada partida debe ser jugada a nivel local y con interacciones globales.

6. Nuevos indicadores para evaluar el valor de los hospitales del futuro

Tradicionalmente, los *rankings* de los mejores hospitales del mundo han estado dominados por indicadores clásicos como encuestas de reputación entre profesionales, número de publicaciones científicas, disponibilidad de alta tecnología y certificaciones internacionales. Aunque estos elementos pueden reflejar prestigio, no siempre representan el verdadero impacto de un hospital en la salud de su población ni su capacidad de adaptación al entorno.

Por eso queremos proponer una nueva generación de indicadores que permitiría evaluar de manera más integral y justa el valor de los HDF, proponiendo tres posibles índices que se centrarían en su conexión con la comunidad, su impacto medible en salud poblacional y su uso estratégico de la tecnología.

Índice de Adaptación Comunitaria Hospitalaria (IACH)

Este indicador en, términos generales, mediría cuán bien se adapta un hospital a las necesidades específicas de su entorno geográfico, ambiental, social y epidemiológico. Sus indicadores serían:

- Porcentaje de recursos asignados a servicios comunitarios prioritarios.
- Nivel de colaboración con centros de salud y organizaciones sociales.
- Niveles de atención domiciliaria.
- Niveles de sostenibilidad ambiental.
- Equidad en el acceso.
- Participación ciudadana en el diseño de servicios.

Escala: 0 a 100. Valores > 85 indican una adaptación excelente al entorno.

Ratio de Impacto en Resultados de Salud Poblacional (RISP)

Mediría los indicadores asociados a mejoras de la salud de la población asociada al hospital, gracias a intervenciones lideradas desde el centro. Sus indicadores serían:

- Porcentaje de reducción en hospitalizaciones evitables.
- Porcentaje de mejora en tasas de control de enfermedades crónicas
- Incremento de QALY o indicadores de calidad de vida.

Escala: cualquier valor de indicador >5-10 % por encima del promedio nacional refleja alto impacto.

Índice de Eficacia Tecnológica para la Salud (IETS)

Evaluaría el uso efectivo de la tecnología o las innovaciones para lograr resultados positivos en el mayor porcentaje posible de la población asociada al hospital.

Fórmula conceptual: IETS = (TUI × ERP × PRH) × 100.

- TUI: porcentaje de tecnologías útiles activas (no solo instaladas).
- ERP: impacto en KPI de salud (p. ej.: QALY, eventos prevenibles).
- PRH: porcentaje de población beneficiada por esa tecnología o innovación.

Clasificación: >80 % = hospital transformador; <40 % = hospital que no utiliza tecnologías eficazmente.

Esta nueva batería de indicadores busca cambiar el paradigma de lo que entendemos por excelencia hospitalaria. En lugar de centrarse solo en volumen, prestigio o tecnología instalada, estos índices premian la coherencia entre innovación, impacto poblacional, prevención efectiva y adaptabilidad al contexto.

Este enfoque podría inspirar nuevas políticas de financiación, acreditación y contratación que pongan a la salud comunitaria y el valor real en el centro del sistema sanitario, en el hospital del futuro.

Este templo de salud transversal que es el hospital sin paredes del siglo XXI, el hospital verde, en definitiva, el hospital del futuro, el de la salud proactiva y, cuando sea necesario, el de la salud reactiva adecuada y personalizada, sostenible y eficiente, no es una quimera muy lejana. Es posible caminar hacia ello.

El futuro de los hospitales empieza hoy.

¿Estamos listos para construirlo?

Entrevistas a expertos del entorno hospitalario

A través del código QR tendrás acceso a una serie de entrevistas con profesionales que están liderando la evolución de los hospitales. En las entrevistas se ofrece una perspectiva práctica y actualizada sobre las tecnologías, metodologías y desafíos que definen el futuro de la sanidad.

Bibliografía

Introducción

1. Mayo Clinic. (2021). *History of vaccine requirements and vaccine research highlights.* https://www.mayoclinic.org/es/diseases-conditions/history-disease-outbreaks-vaccine-timeline/rabies.
2. Wikipedia. (2025). *Cronología de los descubrimientos científicos.* https://es.wikipedia.org/wiki/Anexo %3ACronología_de_los_descubrimientos_científicos.
3. Paura, C. V. (2023). Los siete avances más esperanzadores del 2024. *National Geographic.* https://www.nationalgeographic.es/ciencia/2024/12/avances-medicos-esperanzadores-2024.
4. Hayes, T.; Rao, R. *et al.* (2024). Simulating 500 million years of evolution with a language model. *BioRxiv* doi: https://www.biorxiv.org/content/10.1101/2024.07.01.600583v1.
5. Cavalcanti, D.; Oliveira Ferreira de Sales, L. *et al.* (2025). Evaluating the Comprehensive Impact of Two Decades of USAID Interventions and Forecasting the Effects of Defunding on Mortality Up to 2030. http://dx.doi.org/10.2139/ssrn.5239038.

Capítulo 1

1. Turnes, A. (2009). Historia y evolución de los hospitales en las diferentes culturas. *Sindicato Médico del Uruguay.* https://www.smu.org.uy/dpmc/hmed/historia/articulos/origen-y-evolucion.pdf.

2. García-Basanta, A. y Romagnoli, F. (2023). El origen de los comportamientos de cuidado: higiene y cuidado social en *Homo neanderthalensis. Una revisión crítica. Complutum* 34(2):283-302. https://doi.org/10.5209/cmpl.92256.
3. Yang, J. (2024). Número total de hospitales en países seleccionados en todo el mundo en 2023. *STATISTA.* https://www.statista.com/statistics/1107086/total-hospital-number-select-countries-worldwide/.
4. Sebire, N. J.; Adams, A. *et al.* (2025), The Future Hospital in Global Health Systems: The Future Hospital as an Entity. *Int J Health Planning Management.* https://doi.org/10.1002/hpm.3893.
5. Starr, P. (2017). *The Social Transformation of American Medicine (Revised Edition): The Rise of a Sovereign Profession and the Making of a Vast Industry*. Basic Books.
6. Akin, J. S. Birdsall, N. y Ferranti, D. M. D. (1987). *Financing Health Services in Developing Countries: An Agenda for Reform* (World Bank Publications.
7. OECD (2023). Health at a Glance 2023: OECD Indicators, *OECD Publishing*, Paris, https://doi.org/10.1787/7a7afb35-en.

Capítulo 2

1. AIM. (2025). Actualización sobre el estado de las vacunas contra el melanoma. https://www.aimatmelanoma.org/es/Actualización-sobre-el-estado-de-las-vacunas-contra-el-melanoma/.
2. Jeon, H. H.; Lucarelli, C. *et al.* (2022). *Leapfrogging for Last-mile Delivery in Health Care: Drone Delivery for Blood Products in Rwanda* http://dx.doi.org/10.2139/ssrn.4214918.
3. Joi, P. (2025). IA model predicts dengue outbreaks two months before they start. *GAVI News.* https://www.gavi.org/vaccineswork/IA-model-predicts-dengue-outbreaks-two-months-they-start.
4. iSanidad. (2025). *Un paciente sobrevive 100 días con un corazón artificial de titanio antes de recibir un trasplante cardíaco.* https://isanidad.com/324237/un-paciente-sobrevive-100-dias-con-un-corazon-artificial-de-titanio-antes-de-recibir-un-trasplante-cardíaco/.
5. BBC. (2022). *Paralysed Birmingham surgeon returns to work after cycling accident.* https://www.bbc.com/news/uk-england-birmingham-63586045.
6. Fundació Puigvert. (2024). *Primera nefrectomía parcial transcontinental del mundo, de Burdeos a Pekín, vía telecirugía.* https://www.

fundacio-puigvert.es/el-dr-alberto-breda-realiza-la-primera-nefrec-tomia-parcial-transcontinental-del-mundo-de-burdeos-a-pekin-via-telecirugia/.

7. OMS. (2025). *Global Health Observatory.* https://www.who.int/data/gho/indicator-metadata-registry/imr-details/3361.

8. Segunda reunión mundial sobre enfermedades tropicales desatendidas relacionadas con la piel (ETD cutáneas), celebrada por la OMS en 2025.

9. Index Mundi. (2020). Camas de hospital por habitante. https://www.indexmundi.com/g/r.aspx?v=2227&l=es.

10. Latif, A.; Atiq, H. *et al.* (2025). Peer-to-peer tele-consultative services for critical care, Afghanistan, Kenya, Pakistan, United Republic of Tanzania. *Bull World Health Organ.* 2025 Feb 1;103(2):90-98.

11. Ivanov, O.; Wolf, L. et al. (2020). Improving Emergency Department ESI Acuity Assignment Using Machine Learning and Clinical Natural Language Processing). *arXiv.* https://doi.org/10.48550/ar-Xiv.2004.05184.

12. Yilmaz, F.; Yilmaz, A. y Yilmaz, M. (2024). Emergency department triaging using ChatGPT based on Emergency Severity Index principles: A cross-sectional study. *Scientific Reports, 14*(1), 19847. https://doi.org/10.1038/s41598-024-73229-7.

13. MedBrain: https://medbrain.io/.

14. Taules, Y.; Gros, S. *et al.* (2025). Use of artificial intelligence for reverse referral between a hospital emergency department and a primary urgent care center. *Frontiers in Digital Health.* https://pubmed.ncbi.nlm.nih.gov/40099035/.

15. Gellert, G. A.; Galvão, P. *et al.* (2024). Impact of integrated virtual and live nurse triage on patient care seeking and health care delivery effectiveness and efficiency. *Telemedicine Reports.* https://doi.org/10.1089/tmr.2024.0054.

16. Faqar-Uz-Zaman, Sa. F.; Anantharajah, L. et al. (2022). The diagnostic efficacy of an app-based diagnostic health care application in the emergency room: eRadaR-Trial. A prospective, double-blinded, observational study. Annals of Surgery, 276(5), 935-942. https://doi.org/10.1097/SLA.0000000000005614.

17. Virtual Health Hub: https://virtualhealthhub.ca.

18. Junkai Li, Yunghwei Lai, *et al.* (2024). Agent Hospital: A Simulacrum of Hospital with Evolvable Medical Agents.

19. Shepherd, A. (2021). Camels in Kenya provide a mobile clinic like no other. *BMJ* 2021; 375 doi: https://doi.org/10.1136/bmj.n2947.

20. Kojo, M.; Yamamoto, Y. *et al.* (2024). Providing access that matters. Innovative mobile health units made in Japan. *Healthineers-Insight series.* Issues 46 Siemens. https://marketing.webassets. siemens-healthineers.com/eba2142e529e3c81/1bb95b1a2120/ siemens_healthineers_insights_series_46_providing_access_ that_matters.pdf.
21. OMS. *Universal health coverage (UHC).* https://www.who.int/es/ health-topics/universal-health-coverage#tab=tab_1.
22. Viberg, N.; Forsberg, Birger C. *et al.* (2013). *International comparisons of waiting times in health care. Evid Policy. 2013;9*(2):215-36. https:// www.sciencedirect.com/science/article/pii/S0168851013001759.
23. World Health Systems Facts. (2025). *Health Care System Financing in France.* https://healthsystemsfacts.org/france/france-health-system-financing/.
24. Montgomery, K. (2025). *Difference between universal coverage and single-payer system. Verywell Health.* https://www.verywellhealth. com/difference-between-universal-coverage-and-single-payer-system-1738546.
25. Wikipedia. (2024). *Coeficiente de Gini.* https://es.wikipedia.org/ wiki/Coeficiente_de_Gini.
26. World Bank Group. (2024). *Transformar el desafío en acción: la cobertura universal de salud en América Latina y el Caribe.* https:// www.bancomundial.org/es/news/feature/2024/12/06/transformar-el-desaf-o-en-acci-n-la-cobertura-universal-de-salud-en-america-latina-y-el-caribe.
27. Tikkanen, R.; Osborn, R. *et al,* (2019). *International Health Care System Profiles: Japan. The Commonwealth Fund.* https://www.commonwealthfund.org/international-health-policy-center/countries/japan.
28. Gapminder. *World Health Coverage Data.* https://www.gapminder.org/.
29. Chen, S.; Simiao, T. *et al. The challenging road to universal health coverage. Lancet Glob Health. 2023;11*(10): e1490-e1491. https://www.thelancet.com/journals/langlo/article/PIIS2214-109X(23)00373-X/fulltext.
30. Keisler-Starkey, K. y Bunch, L. N. (2024). *Percentage of people by type of health insurance coverage.* Census Bureau. https://www.census.gov/content/dam/Census/library/visualizations/2024/demo/ p60-284/figure1.pdf.

Capítulo 3

1. SMC Esp. (2023). *Antropoceno: qué es y por qué crea discusión en la comunidad científica.* https://sciencemediacentre.es/antropoceno-que-es-y-por-que-crea-discusion-en-la-comunidad-cientifica.
2. Gooch, K. (2023). The No. 1 problem keeping hospital CEOs up at night. *Becker's Hospital Review.* https://www.beckershospital-review.com/hospital-management-administration/the-no-1-problem-keeping-hospital-ceos-up-at-night.html.
3. Bychkov, A. y Fukuoka, J. (2022). Evaluation of the global supply of pathologists. DOI: 10.1038/s41379-022-01050-6. https://www.researchgate.net/publication/364928340_Evaluation_of_the_global_supply_of_pathologists.
4. Collangelo, M. (2022). How IA Can Help Address The Global Shortage of Pathologists: https://www.linkedin.com/pulse/how-IA-can-help-address-global-shortage-pathologists-colangelo/.
5. The Royal College of Pathologists. (2018). *Meeting Pathology demand. Histopathology workforce census.* https://www.rcpath.org/static/952a934d-2ec3-48c9-a8e6e00fcdca700f/Meeting-Pathology-Demand-Histopathology-Workforce-Census-2018.pdf.
6. Consejo internacional de enfermeras. (2021). *Resumen de evidencia para el consejo internacional de enfermeras. Escasez mundial de enfermería y retención de enfermeras.* https://www.icn.ch/sites/default/files/2023-04/ICN %20Policy %20Brief_Nurse %20Shortage %20and %20Retention_SP.pdf.
7. OMS. (2025). *Nursing and midwifery.* https://www.who.int/newsroom/fact-sheets/detail/nursing-and-midwifery.
8. Dunn, G.; Petrucci, L. *et al.* (2022). *Registered Nursing in Crisis. National Survey Reveals Insufficient Staffing, Severe Moral Distress, and High Turnover.* https://illinoisupdate.com/wp-content/uploads/2022/06/pmcr-ilepi-registered-nurses-in-crisis-final.pdf.
9. Shoki, R.; Kono, A. *et al.* (2024). Factors Related to Job Continuance of Nurses Who Migrated to Japan: A CrossSectional Study. *Nursing Reports, 14*(1), 25-41. DOI: 10.3390/nursrep14010003.
10. The Harvard Gazette. (2019). *Physician burnout declared a public health crisis.* https://news.harvard.edu/gazette/story/newsplus/physician-burnout-declared-a-public-health-crisis/.

11. OMS. (2022). *Salud mental: fortalecer nuestra respuesta.* https://www.who.int/es/news-room/fact-sheets/detail/mental-health-strengthening-our-response.

12. Rahim, H. F. A.; Fendt-Newlin, M. *et al.* (2022). *Nuestro deber de diligencia. Llamamiento mundial a la acción para proteger la salud mental de los trabajadores de la salud y asistenciales.* https://cdn.who.int/media/docs/default-source/health-workforce/working4health/20221005-wishreport_es.pdf?sfvrsn=a021c187_7&download=true.

13. Melamed, S.; Shirom, A. *et al.* (2006). *Burnout* and risk of cardiovascular disease: evidence, possible causal paths, and promising research directions. *Psychol Bull.* 2006;132(3):327-353.

14. Menon, N. K.; Shanafelt, T. D. *et al.* (2020). Association of physician burnout with suicidal ideation and medical errors. *JAMA Netw Open. 2020;3*(12):e2028780. doi:10.1001/jamanetworkopen.2020.28780.

15. Lacy, B. E. y Chan, J. L. (2018). Physician burnout: the hidden health care crisis. *Clin Gastroenterol Hepatol.* 2018;16(3):311-317. doi: 10.1016/j.cgh.2017.06.043.

16. Arnsten, A. F .T y Shanafelt, T. (2020). Physician distress and burnout: the neurobiological perspective. *Mayo Clin Proc. 2021;96*(3):763-769. doi: 10.1016/j.mayocp.2020.12.027.

17. HaGani. N.; Hershler, M. E. y Ben Shlush, E. (2022). The relationship between burnout, commuting crashes and drowsy driving among hospital health care workers. *Int Arch Occup Environ Health. 2022;95*(6):1357-1367. doi: 10.1007/s00420-022-01855-7.

18. Pulcrano, M.; Evans, S. R. T. y Sosin, M. (2016). Quality of life and burnout rates across surgical specialties: a systematic review. *JAMA Surg. 2016;151*(10):970-978. doi: 10.1001/jamasurg.2016.1647.2533102.

19. Yuguero, O.; Rius, N. *et al.* (2022). Increase of *burnout* among emergency department professionals due to emotional exhaustion during the SARS-Cov2 pandemic: Evolution from 2016 to 2021. *Medicine, 101*(47):e31887. https://doi.org/10.1097/MD.0000000000031887.

20. García, C. L.; Abreu, L. C. *et al.* (2019). Influence of Burnout on Patient Safety: Systematic Review and Meta-Analysis. *Medicina 2019,* 55(9), 553. doi: 10.3390/medicina55090553.

21. Richemond, D., Needham, M. y Jean, K. (2022) The Effects of Nurse Burnout on Patient Experiences. *Open Journal of Business and Management, 10*, 2805-2828. doi: 10.4236/ojbm.2022.105139.
22. Barrubés, J. y Peiró, M. (2022). Financiar los servicios asistenciales por actividad y resultados. Esade y Antares. https://www.antares-consulting.com/wp-content/uploads/2022/06/EsadeGov_Informe_Gilead_PoliticaSanitaria.pdf.
23. Azzoparde, J.; Malani, R. *et al.* (2022). US health systems: Diversify to thrive. *McKinsey & Company.* https://www.mckinsey.com/industries/healthcare/our-insights/us-health-systems-diversify-to-thrive.
24. Souza, A. D. Z.; Hoffmeister, L. V. y Moura, G. M. S. S. (2022). Facilitators and barriers of patient involvement in hospital services: Integrative review. *Texto & Contexto. Enfermagem, 31*, e20200395. https://doi.org/10.1590/1980-265X-TCE-2020-0395en.
25. Cvetanovska, N.; Jessup, R. L. *et al.* (2023). Patients' perspectives of factors influencing active participation in healthcare interactions: A qualitative study. *Patient Educ Couns.,114*:107808. doi: 10.1016/j.pec.2023.107808.
26. OECD. (2020). Waiting Times for Health Services: Next in Line, OECD Health Policy Studies. *OECD Publishing, Paris.* https://doi.org/10.1787/242e3c8c-en.
27. Limiri, D. M. (2025). The impact of long wait times on patient health outcomes: The growing NHS crisis. *Premier J Public Health,2*(1):4553. https://www.researchgate.net/publication/389401280_The_Impact_of_Long_Wait_Times_on_Patient_Health_Outcomes_The_Growing_NHS_Crisis.
28. Amphos. (2016). *Alianzas estratégicas en entornos hospitalarios. Guía práctica para su implementación.* Antares Consulting. https://sedisa.net/wp-content/uploads/2018/11/4.-INFORME-AMPHOS-2016.pdf.
29. Auschra, C. (2018)- Barriers to the Integration of Care in Inter-Organisational Settings: A Literature Review, enero 16;18(1):5. doi: 10.5334/ijic.3068.
30. Cusidó, J., Comalrena, J. *et al.* (2022). Predicting Hospital Admissions to Reduce Crowding in the Emergency Departments. *Applied Sciences, 12*(21), 10764. https://doi.org/10.3390/app122110764.
31. Shih, T.; Chen, L. M. *et al.* (2015). Will Bundled Payments Change Health Care? Examining the Evidence Thus Far in Cardiovascular Care. *Circulation, Jun 16;131*(24):2151-8. doi: 10.1161/

CIRCULATIONAHA. https://www.ncbi.nlm.nih.gov/pmc/articles/PMC4471872/.

32. Ministerio de Sanidad, Servicios Sociales e Igualdad. (2016). Percepción y opinión de los ciudadanos. Informe anual del Sistema Nacional De Salud. https://www.sanidad.gob.es/estadEstudios/estadisticas/sisInfSanSNS/tablasEstadisticas/InfAnualSNS2016/9Percep_Op_ciudadanos.pdf.

33. Hidalgo Pérez, M. (2024). Mapa de la atención primaria en España: más de la mitad de los centros de salud citan pasadas 48 horas. *El país*. https://elpais.com/sociedad/2024-12-22/mapa-de-la-atencion-primaria-en-espana-mas-de-la-mitad-de-los-centros-de-salud-citan-pasadas-48-horas.html.

34. OMS. (2024). *Ageing and Health*. https://www.who.int/news-room/fact-sheets/detail/ageing-and-health.

35. Wang, L.; Zhang, X. y Liu, X. (2024). Association between the frailty index and readmission risk in hospitalised elderly Chinese patients: a retrospective cohort study. *BMJ Open. Feb 27;14*(2):e076861. doi: 10.1136/bmjopen-2023-076861.

36. Sebire, N. J.; Adams, A. *et al.* (2025). The Future Hospital in Global Health Systems: The Future Hospital as an Entity. *Int J Health Plann Mgmt*. https://doi.org/10.1002/hpm.3893.

37. Una Salud. (2022). Concienciación contra las resistencias a antibióticos [Episodio 2, Temporada 7] [Pódcast]. En *El Método*. Apple Podcasts. https://podcasts.apple.com/es/podcast/una-salud/id604724487?i=1000586813684.

38. OMS. (2023). Antimicrobial resistance. https://www.who.int/news-room/fact-sheets/detail/antimicrobial-resistance.

39. O´Neill, J. (2016). Tackling drug-resistant infections globally: Final report and recommendations. *The review on antimicrobial resistance*. https://amr-review.org/sites/default/files/160525_Final %20 paper_with %20cover.pdf.

40. OMS. (2017). La OMS publica la lista de las bacterias para las que se necesita urgentemente nuevos antibióticos. https://www.who.int/es/news/item/27-02-2017-who-publishes-list-of-bacteria-for-which-new-antibiotics-are-urgently-needed.

41. Holmes, A. H.; Moore, L. S. *et al.* (2016). Understanding the mechanisms and drivers of antimicrobial resistance. *Lancet. Jan 9;387*(10014):176-87. doi: 10.1016/S0140-6736(15)00473-0.

42. Shrestha, J.; Zahra, F. y Cannady, Jr. P. (2023). Antimicrobial *Stewardship. StatPearls Treasure Island.* StatPearls Publishing. https://www.ncbi.nlm.nih.gov/books/NBK572068/.

43. Ak Narayan Poudel et al. Plus one.The economic burden of antibiotic resistance: A systematic review and meta analysis. https://journals.plos.org/plosone/article?id=10.1371%2Fjournal.pone.0285170.

44. Karliner, J. y Slotterback, S. (2019). *Healthcare´s climate footprint. How the health sector contributes to the global climate crisis and opportunities for action.* Healthcare without harm y Arup. https://global.noharm.org/sites/default/files/documents-files/5961/HealthCares-ClimateFootprint_092319.pdf.

45. Ministerio de Sanidad. (2024). *Evaluación de la huella de carbono del sistema sanitario.* https://www.sanidad.gob.es/gl/areas/sanidadAmbiental/riesgosAmbientales/saludCC/huelladeCarbono/talleres/docs/Ministerio_Sanidad_Informe_HC.pdf.

46. Henríquez, G. y Inostroza, S. (2022). Huella de carbono y anestesia. Estamos empezando a aprender. *Revista Chilena de Anestesia, 51*(3):273-280. https://doi.org/10.25237/revchilanestv5115031730.

47. Practice Greenhealth. (s. f.). Waste. https://practicegreenhealth.org/topics/waste/waste-0.

48. Padmanabhan, K. K. (2018). Health hazards of medical waste and its disposal. *Journal of Functional Morphology and Kinesiology.* https://www.ncbi.nlm.nih.gov/pmc/articles/PMC7152398/ PMC.

Capítulo 4

1. DataPathology: https://www.datapathology.ma/index.html.

2. Kollar, E. y Buyx, A. (2013). Ethics and policy of medical brain drain: a review. *Swiss Med Wkly.* Oct 25;143:w13845. doi: 10.4414/smw.2013.13845.

3. SATSE. (2025). *OMS y UE impulsan Nursing Action para retener y atraer el talento enfermero.* https://www.satse.es/w/nursing-action-talento-enfermero.

4. Valenciano, G. (2024). LIVO: la revolución digital que conecta a hospitales y profesionales sanitarios. *Cadena SER.* https://cadenaser.com/nacional/2024/12/16/livo-la-revolucion-digital-que-conecta-a-hospitales-y-profesionales-sanitarios-cadena-ser/.

5. Collangelo, M. (2022). How IA Can Help Address The Global Shortage of Pathologists: https://www.linkedin.com/pulse/how-IA-can-help-address-global-shortage-pathologists-colangelo/.
6. Temprana-Salvador, J.; López-García, P. *et al*. (2022). DigiPatICS: Digital Pathology Transformation of the Catalan Health Institute Network of 8 Hospitals. *Planification, Implementation, and Preliminary Results. Diagnostics, 12*(4), 852. https://doi.org/10.3390/diagnostics12040852.
7. Magraner, X. (2024). Las resonancias cardiacas de Vic se vigilan en directo desde Estados Unidos. *Redacción médica*. https://www.redaccionmedica.com/secciones/cardiologia/las-resonancias-cardíacas-de-vic-se-vigilan-en-directo-desde-estados-unidos-8161.
8. Takenaka, K. (2025). AI robots may hold key to nursing Japan's ageing population. *Reuter*. https://www.reuters.com/technology/artificial-intelligence/ai-robots-may-hold-key-nursing-japans-ageing-population-2025-02-28/.
9. SOMCare: https://som-care.com/.
10. MOXI: https://www.diligentrobots.com/moxi.
11. Nuance. (2024). *Nuance Announces General Availability of DAX Copilot Embedded in Epic, Transforming Healthcare Experiences with Automated Clinical Documentation.* https://news.nuance.com/2024-01-18-Nuance-Announces-General-Availability-of-DAX-Copilot-Embedded-in-Epic,-Transforming-Healthcare-Experiences-with-Automated-Clinical-Documentation.
12. Col·legi de Metges de Barcelona. *Programa Médico Enfermo (PAIME)*. https://www.comb.cat/es/serveis/salut-metge/paimm.
13. Bengtsson, M. *et al*. (2020). The healing room: a sensory-stimulating environment in a Swedish hospital. Journal of Holistic Nursing, 38(1), 46-55.
14. Aalborg University Hospital. (2023). Healing Architecture Project. https://www.en.aau.dk.
15. Vall d'Hebron (2021). *Vall d'Hebron desarrolla una terapia de realidad virtual y mindfulness para mejorar la salud mental de los profesionales a raíz de la COVID-19*. https://www.vallhebron.com/es/actualidad/noticias/vall-dhebron-desarrolla-una-terapia-de-realidad-virtual-y-mindfulness-para-mejorar-la-salud-mental-de-los-profesionales-raiz-de-la-covid-19.
16. Wysa: https://www.wysa.com.
17. Koa Health: https://www.koahealth.com.

18. Pandey, A.; Eastman, D. *et al.* (2023). Value-based purchasing design and effect: a systematic review and analysis. *Health Aff (Millwood). 2023 Jun; 42*(6):813-821. https://www.ncbi.nlm.nih.gov/pmc/articles/PMC11026120/.

19. García-Prado, A.; González, P. *et al.* (2024). La práctica dual público-privada en la sanidad española. ¿Solución o problema? Informe SESPAS 2024. *Gaceta Sanitaria, 38.* https://www.sciencedirect.com/science/article/pii/S0213911124000268.

20. Finan, A. (2022). Leveraging value-based care to diversify health system revenue. *Lumeris White Paper.* https://www.lumeris.com/insights/senior_strategy/.

21. McCullough, J. M.; Ghimire, U. *et al.* (2024). Not Only How Much But How: The Importance Of Diversifying Funding Streams In A Reimagined Public Health System. *Health Aff (Millwood). 2024 Jun;43*(6):846-855. https://pubmed.ncbi.nlm.nih.gov/38830150/.

22. Walker, B. y Mininberg, M. (2022). Financing hospital energy sustainability. *Health Facilities Management.* https://www.hfmmagazine.com/articles/4399-financing-hospital-energy-sustainability.

23. Amalfi Analytics: https://www.amalfianalytics.com/.

24. HelthtLeanAnalytics: https://www.hlanalytics.org/.

25. Mysphera: https://www.mysphera.com/.

26. NHS England. (2020). *Using Online Consultations In Primary Care Toolkit First edition. Implementation Toolkit.* https://www.england.nhs.uk/wp-content/uploads/2020/01/online-consultations-implementation-toolkit-v1.1-updated.pdf.

27. Langabeer, JR 2nd, González, M. (2016). Telehealth-Enabled Emergency Medical Services Program Reduces Ambulance Transport to Urban Emergency Departments. *West J Emerg Med. 2016 Nov;17*(6):713-720.https://pubmed.ncbi.nlm.nih.gov/27833678/.

28. Elwyn, G.; Frosch, D. *et al.* (2012). Shared decision making: a model for clinical practice. *J Gen Intern Med. 2012 Oct;27*(10):1361-7. doi: 10.1007/s11606-012-2077-6.

29. Fernandes, J.B.; Teixeira, F. y Godinho, C. (2022). Personalized Care and Treatment Compliance in Chronic Conditions. *J Pers Med. 2022 May 1;12*(5):737. doi: 10.3390/jpm12050737.

30. Danet, A., Ángeles Prieto Rodríguez, M., *et al.* (2017). Chronicity and use of health services: peer education of the School of Patients. *Revista da Escola de Enfermagem da USP, 51,* 1-7. doi: 10.1590/S1980-220X2017004203280.

31. Trialing: https://www.trialing.org/.
32. Moreno, S. (2025). Unidades de Diagnóstico Rápido: el 'sprint' de los internistas en la enfermedad grave. *Diario Médico*. https://www.diariomedico.com/medicina/medicina-interna/unidades-diagnostico-rapido-sprint-internistas-enfermedad-grave.html.
33. Tucuvi Health Manager: https://www.tucuvi.com/es.
34. AstraZeneca. (2023). *AstraZeneca y Tucuvi presentan AZerca, un asistente virtual para mejorar el seguimiento de la EPOC.* https://www.astrazeneca.es/medios/notas-prensa/2023/AstraZeneca_y_Tucuvi_presentan_AZerca_un_asistente_virtual_para_mejorar_el_seguimiento_de_la_EPOC.html.
35. Sanitas. *Programa pionero en medicina preventive. Mi salud Genómica.* https://corporativo.sanitas.es/mi-salud-genomica/.
36. Güell, O. (2024). Sanidad y las comunidades crean la figura del «administrativo en salud» para liberar de burocracia a médicos y enfermeras. *El País.* https://elpais.com/sociedad/2024-12-16/sanidad-y-las-comunidades-crean-la-figura-del-administrativo-en-salud-para-liberar-de-burocracia-a-medicos-y-enfermeras.html.
37. Departament de Salut.(2025). Centre de Salut Integral de Referència (CSIR). *Generalitat de Catalunya.* https://salutweb.gencat.cat/ca/departament/innovacio-reforma-sistema-salut-cairos/projectes-documents/csir.
38. González-Colom, R.; Monterde, D. *et al.* (2024). Toward Adoption of Health Risk Assessment in Population-Based and Clinical Scenarios: Lessons From JADECARE. *Int J Integr Care.* Jun 4;24(2):23. doi: 10.5334/ijic.7701.
39. Gustave Roussy. (s. f.). *Cancer prevention.* Gustave Roussy. https://www.gustaveroussy.fr/en/interception.
40. Sociedad Española de Medicina de Familia y Comunitaria (semFYC). (s. f.). *Programa de actividades preventivas y de promoción de la salud (PAPPS).* https://papps.es/.
41. Neko Health. (s. f.). *Neko Health.* https://www.nekohealth.com/gb/en.
42. P8 Health. (s. f.). *P8 Health.* https://p8health.com/.
43. Youth HealthTech. (s. f.). *Youth HealthTech Prevention.* https://www.youth-healthtech.com.
44. Temprana-Salvador, J.; López-García, P. *et al.* (2022). Digital pathology transformation of the Catalan Health Institute network of 8 hospitals: Planification, implementation, and preliminary results. *Diagnostics, 12*(4), 852. doi: 10.3390/diagnostics12040852.

45. Servicio Andaluz de Salud. (s. f.). *PACS regional: Plataforma para visión rápida y manipulación de imágenes clínicas*. https://www.sspa.juntadeandalucia.es/servicioandaluzdesalud/ayudadigital/aplicaciones/asistenciales/modulos-de-gestion/pacs-regional.
46. Google Cloud. (2020). *How Google and Mayo Clinic will transform the future of healthcare*. Google Cloud. https://cloud.google.com/blog/topics/customers/how-google-and-mayo-clinic-will-transform-the-future-of-healthcare.
47. Grupo Solti. (2025). *Euskadi potencia el trabajo en red de sus hospitales para mejorar la atención y la investigación en cáncer de mama*. Grupo Solti. https://www.gruposolti.org/euskadi-potencia-el-trabajo-en-red-de-sus-hospitales-para-mejorar-la-atencion-y-la-investigacion-en-cancer-de-mama/.
48. Organización Mundial de la Salud. (2024). *Integrated care for older people (ICOPE): Guidance for person-centred assessment and pathways in primary care* (2.ª ed.). OMS. https://www.who.int/publications/i/item/9789240103726.
49. Tavassoli, N., de Souto Barreto, P., Berbon, C., *et al.* (2022, junio). Implementation of the WHO integrated care for older people (ICOPE)-CARE programme in clinical practice: A prospective study. *The Lancet Healthy Longevity*. https://pubmed.ncbi.nlm.nih.gov/36098317.
50. Casas-Herrero, Á.; Sáez de Asteasu, M. L. *et al.* (2022). Effects of Vivifrail multicomponent intervention on functional capacity: A multicentre, randomized controlled trial. *Journal of Cachexia, Sarcopenia and Muscle, 13*(2), 884–893. https://doi.org/10.1002/jcsm.12925.
51. Qida Health. (s. f.). *Plataforma de seguimiento remoto para personas mayores con cronicidades*. https://www.qida.es/.
52. Impulsa Igualdad. (s. f.). *Domótica asistencial en el hogar en País Vasco y Castilla y León*. https://cyl.impulsaigualdad.org/descubre-la-guia-domotica-accesible-tu-hogar-inteligente/.
53. Suara Cooperativa. (s. f.). *Personas mayores*. https://suara.coop/es/personas-mayores.
54. Ministerio de Sanidad. (2022). *Plan nacional frente a la resistencia a los antibióticos (PRAN) 2022-2024*. Ministerio de Sanidad. https://resistenciaantibioticos.es/es/publicaciones/plan-nacional-frente-la-resistencia-los-antibioticos-pran-2022-2024.
55. Doron, S. y Davidson, L. E. (2011). Antimicrobial stewardship. *Mayo Clinic Proceedings, 86*(11), 1113-1123. https://www.mayoclinicproceedings.org/article/S0025-6196(11)65202-6/fulltext.

56. Ministerio de Agricultura, Pesca y Alimentación. (2024). *Presvet. Sistema informático central de control de prescripciones veterinarias de antibióticos.* https://servicio.mapama.gob.es/presvet/.

57. Drugs for Neglected Diseases initiative. (2019). *15 years of needs-driven innovation for access.* DNDi. https://www.dndi.org/wp-content/uploads/2019/10/DNDi_ModelPaper_2019.pdf.

58. Parliament Commons Library. (2023). *The antimicrobial products subscription model ("Netflix model").* https://commonslibrary.parliament.uk/netflix-for-antimicrobials-the-antimicrobial-products-subscription-model/.

59. Vihta, K. D.; Pritchard, E. *et al.* (2024). Predicting future hospital antimicrobial resistance prevalence using machine learning. *Communications Medicine, 4,* 197. https://doi.org/10.1038/s43856-024-00606-8.

60. Oxfam y Universidad de Vigo. (2024). *Nanotechnology to detect and eliminate antibiotics in seawater.* Universidad de Vigo.

61. Galenia. (s. f.). *Hospitals verds per a un futur més sostenible.* https://www.galenia.net/hospitals-verds-per-a-un-futur-mes-sostenible/

62. Healthcare Without Harm & Arup. (2019). *Health care's climate footprint: How the health sector contributes to the global climate crisis and opportunities for action.* https://global.noharm.org/sites/default/files/documents-files/5961/HealthCaresClimateFootprint_092319.pdf.

63. Henríquez, G.; Inostroza, S. *et al.* (2022). Huella de carbono, sustentabilidad y anestesia. Estamos empezando a aprender. *Revista Chilena de Anestesia, 3*(51). https://revistachilenadeanestesia.cl/revchilanestv5115031730/.

64. Soto, L. (s. f.). *Sustainable solutions for a healthier healthcare system.* Plug and Play Tech Center https://welcome.plugandplaytechcenter.com/hubfs/Case%20Studies%2c%20Ebooks%20and%20Reports/Ebooks/Sustainable%20Solutions%20for%20a%20Healthier%20Healthcare%20System%20%7C%20Plug%20and%20Play.pdf.

65. Joint Commission International. (s. f.). *Healthcare sustainability certification.* https://www.jointcommissioninternational.org/what-we-offer/certification/healthcare-sustainability-certification-lp/.

66. Stanford Health Care. (2019). *Desflurane removal.* Stanford Health Care Sustainability. https://stanfordhealthcare.org/content/dam/SHC/Sustainability/Desflurane-Removal.pdf.

67. Fundació Sanitària Mollet. (2021). *A NetZero university hospital.* https://fsm.cat/en/netzero-university-hospital.
68. Powen: https://powen.es/instalaciones/servicios/hospitales/.
69. Omnicell: https://www.omnicell.com/. Rowa: https://rowa.de/en/.
70. Leone, K. (2020). *3D printing with HDPE from recycled plastic at the University of Technology Sydney: Waste Free Systems case study.* https://wastefreesystems.com.au/wp-content/uploads/2023/02/Kate-Leone_SI-case-study_Sept-2020_branded-doc.pdf.
71. Institut Català d'Energia. (2015). *Producció de fred i calor amb instal·lació d'energia geotèrmica al Recinte Modernista. 126.* https://icaen.gencat.cat/ca/detalls/publicacio/Num.-126-Produccio-de-fred-i-calor-amb-installacio-denergia-geotermica.
72. ZinCo: https://zinco-cubiertas-ecologicas.es/.
73. Guardian Glass. (s. f.). *Soluciones de acristalamiento de alta transmisión luminosa para edificios sanitarios.* Documentación técnica Guardian Glass.
74. Thermaflex. (s. f.). *Aislamiento y preaislamiento térmico en tuberías hospitalarias.* Ficha técnica Thermaflex.

Capítulo 5

1. Joint Commission International. (s. f.). *Healthcare sustainability certification.* https://www.jointcommissioninternational.org/what-we-offer/certification/healthcare-sustainability-certification-lp/#5510c7d49e1e43ff9f11b6740fbcd6d3_348e8af1f6fe4be8b44686b70b98db33.
2. Berndt, C. y Mietzner, D. (2021). *Technology scanning. Technological Forecasting and Social Change.* https://www.sciencedirect.com/science/article/pii/S0040162525000174.
3. O'Rourke, B., Oortwijn, W. y Schuller, T. (2020). The new definition of health technology assessment: A milestone in international collaboration. *International Journal of Technology Assessment in Health Care, 36*(3), 187-190. https://pubmed.ncbi.nlm.nih.gov/32398176/.

Capítulo 6

1. Ministerio de Sanidad. (s. f.). *Análisis y desarrollo de los GRD en el Sistema Nacional de Salud.* https://www.sanidad.gob.es/estadEstudios/estadisticas/docs/analisis.pdf.

2. González Chordá, V. M. (2011). Grupos de pacientes relacionados por el diagnóstico (GRD) en los hospitales españoles: Variabilidad en la estancia media y el coste medio por proceso. *Enfermería Global, 10*(24), 1-11. http://scielo.isciii.es/scielo.php?script=sci_arttext&pid=S1695-61412011000400011&lng=es.

3. Antares Consulting. (2022). *Financiar los servicios asistenciales por actividad y resultados*. EsadeGov. Informe Gilead Política Sanitaria. https://www.antares-consulting.com/wp-content/uploads/2022/06/Esade-Gov_Informe_Gilead_PoliticaSanitaria.pdf.

4. Azzoparde, J.; Malani, R.; Rao, N. y Singhal, S. (2022). *US health systems: Diversify to thrive*. McKinsey & Company. https://www.mckinsey.com/industries/healthcare/our-insights/us-health-systems-diversify-to-thrive.

5. Zarefsky, M. (2022). *What can make value-based care shine? Go behind the scenes*. American Medical Association (AMA). https://www.ama-assn.org/practice-management/payment-delivery-models/what-can-make-value-based-care-shine-go-behind-scenes.

Capítulo 7

1. Porter, M. E. y Teisberg, E. O. (2006). *Redefining health care: Creating value-based competition on results*. Boston: Harvard Business School Press.

2. Van Hoorn, E. S., Ye, L., van Leeuwen, N., Raat, H., & Lingsma, H. F. (2024). Value-based integrated care: A systematic literature review. *International Journal of Health Policy and Management, 13*, 8038. https://doi.org/10.34172/ijhpm.2024.8038.

3. Leao, D. L. L., Moers, L. A. M., Cremers, H. P. *et al.* (2025). Design, implementation and evaluation of value-based payment models: A Delphi study. *BMC Health Services Research, 25*, 116. https://doi.org/10.1186/s12913-025-12281-z.

4. Center for Healthcare Quality & Payment Reform. (2023). *Problems with current value-based payment systems*. https://chqpr.org/VBP_Problems.html.

5. Nuño-Solinís, R. (2015). *Estudio de caso Kaiser permanente*. ResearchGate. https://www.researchgate.net/publication/303524096_Estudio_de_caso_Kaiser_Permanente.

6. Ansari, M. (2023). *Maria Ansari, MD, talks value-based care, physician burnout*. Permanente Medical Group Blog. https://permanente.org/maria-ansari-md-talks-value-based-care-physician-burnout/.

7. Información cedida por SocialDiabetes, *partner* del consorcio europeo coordinado por EIT Health.

Capítulo 8

1. Elwyn, G.; Frosch, D.; Thomson, R. *et al.* (2012). Shared decision making: A model for clinical practice. *Journal of General Internal Medicine, 27*(10), 1361–1367. https://doi.org/10.1007/s11606-012-2077-6.
2. Oldfield, B. J.; Harrison, M. A.; Genao, I. *et al.* (2019). Patient, family, and community advisory councils in health care and research: A systematic review. *Journal of General Internal Medicine.* https://doi.org/10.1007/s11606-018-4565-9.
3. Glenister, R. y Underwood, J. (2023). Enhancing patient engagement: The role of patient and public engagement committees. *Journal of Health Organization and Management, 37*(2), 456-467.
4. Hospital Clínic Barcelona. (s. f.). *Espacio de intercambio de experiencias.* https://www.clinicbarcelona.org/asistencia/observatorio-experiencia-paciente/semana-de-intercambio-de-experiencias.
5. Hospital Vall d'Hebron. (s. f.). *El modelo ICE Vall d'Hebron.* Hospital Vall d'Hebron. https://hospital.vallhebron.com.
6. Hospital Sant Joan de Déu Barcelona. (s. f.). *The patient experience area.* https://www.sjdhospitalbarcelona.org/en/hospital/patient-experience.
7. FAMT. (2024). *Metodología patient journey* [Informe interno]. Terrassa.
8. Vivalto Santé. (2023). *Group presentation.* https://www.vivalto-sante.com/wp-content/uploads/2023/07/2023-Group-Presentation-EN-1.pdf.

Capítulo 9

1. Batlle, A. (2023). La hospitalización domiciliaria del paciente agudo: Un nuevo enfoque de cuidados. *Anales de Pediatría.* https://www.analesdepediatria.org/es-la-hospitalizacion-domiciliaria-del-paciente-articulo-S1695403323001789.
2. *Financial Times.* (2025). Breaking down barriers: NHS project built on collaboration leads to better patient care. *Financial Times.* https://www.ft.com/content/73345cdb-a77d-46a7-8ded-fa15b44b74a6.

3. Matos, R. C.; Nascimento, G.; Campos Fernandes, A. y Matos, C. (2025). Health and social care integration: Insights from internatio- nal implementation cases. *Journal of Market Access & Health Policy, 13*(2), 28. https://doi.org/10.3390/jmahp13020028.
4. Malone, N. C.; Williams, M. M.; Smith Fawzi, M. C. *et al.* (2020). Mobile health clinics in the United States. *International Journal for Equity in Health, 19*, 40. https://doi.org/10.1186/s12939-020- 1135-7.
5. Klassen, S. L. (2023). Decentralization and integration of advan- ced cardiac care for the world's poorest billion through the PEN- Plus strategy for severe chronic non-communicable disease. *Global Heart.* https://globalheartjournal.com/articles/10.5334/gh.1313.
6. Li, E.; Clarke, J. *et al.* (2022). The impact of electronic health re- cord interoperability on safety and quality of care in high-income countries: Systematic review. *Journal of Medical Internet Research, 24*(9), e38144. https://doi.org/10.2196/38144.
7. Yang, R.; Ning, Y. *et al.* (2025). Retrieval-augmented generation for generative artificial intelligence in health care. *npj Health Systems, 2*(2), 2. https://doi.org/10.1038/s44401-024-00004-1.
8. Surgifit. (s. f.). *Automated surgery prehabilitation platform for hospitals.* Digital Health Uptake. https://digitalhealthuptake.eu/ radar-repository/surgifit-an-automated-surgery-prehabilitation- platform-for-hospitals/.
9. Hospital Clínic de Barcelona. (2023). *New agreement between IDI- BAPS and the spin-off Health Circuit.* https://www.clinicbarcelona. org/en/news/new-agreement-between-idibaps-and-the-spin-off- health-circuit-s-l-to-develop-a-digital-platform-for-reducing-surgi- cal-complications.
10. NHS England. (2023). *Virtual wards: Hospital-level care in the home – Guidance and case studies.* NHS England. https://www.england. nhs.uk/virtual-wards/.
11. Hospitales por la Salud Ambiental. (2020). *Informe de hospitales por la salud ambiental 2020.* https://hospitalesporlasaludambiental. org/sites/default/files/2021-10/informe-2020.pdf.
12. Lindseth, L. R. (2025). Bridging the health gap: IA improves access and efficiency in Nordic rural care. *Interreg EU.* https://interreg. eu/news-stories/bridging-the-health-gap-IA-improves-access-and- efficiency-in-nordic-rural-care/.

13. Goyanka, R. y Garg, C. C. (2023). Patient perception of attributes of primary care: A study of Aam Aadmi Mohalla Clinics in Delhi, India. *Family Practice, 40*(5–6), 707-713. https://doi.org/10.1093/fampra/cmac154.

14. Comunidad de Madrid. (2024). *La Comunidad de Madrid extenderá los tratamientos oncológicos a domicilio a todos los hospitales públicos.* https://www.comunidad.madrid/noticias/2024/09/16/diaz-ayuso-anuncia-comunidad-madrid-extendera-tratamientos-oncologicos-domicilio-todos-hospitales-publicos.

Capítulo 10

1. International Hospital Federation. (s. f.). *Geneva Sustainability Centre.* International Hospital Federation. https://ihf-fih.org/what-we-do/geneva-sustainability-centre/.

2. Potter, V. R. (1971). *Bridge to the future.* Prentice-Hall.

3. Antó, J. M. (2024). Human health and the health of planet Earth go together. *J Intern Med. 2024 May;295*(5):695-706. doi: 10.1111/joim.13774.

4. Fundación Sanitaria Mollet. (2024). *Se constituye el grupo de trabajo de embajadores ambientales de la Fundación Sanitaria.* https://fsm.cat/es/noticias/se-constituye-el-grupo-de-trabajo-de-embajadores-ambientales-de-la-fundacion-sanitaria.

5. International Hospital Federation; Health Care Without Harm. (s. f.). *Red Global de Hospitales Verdes y Saludables.* https://hospitalesporlasaludambiental.org/.

6. Health Care Without Harm Europe. (s. f.). *Health Care Without Harm Europe* . https://europe.noharm.org/.

7. Paulson, J. A.; Karr, C. J. *et al.* (2009). Development of the Pediatric Environmental Health Specialty Unit network in North America. *American Journal of Public Health, 99*(Suppl. 3), S511-S516. https://doi.org/10.2105/AJPH.2008.154641.

8. Health Care Without Harm Europe. (s. f.). *Born Green Generation. Delivering toxic-free healthcare.* https://borngreengeneration.org/.

9. Suri, S.; Verlato, G. y Ray, S. (2025). *The first 1000 days: Window of opportunity for child health and development. Frontiers in Nutrition.* Recuperado de https://www.frontiersin.org/journals/nutrition/articles/10.3389/fnut.2025.1673003/full.

10. Silvestre, E. y Codina, E. (2024). *Los primeros 1000 días: Hábitos para un embarazo, una infancia y una vida saludables.* Grijalbo.

Capítulo 11

1. Merck. (2023). *Merck completes acquisition of Prometheus Biosciences.* Merck Newsroom. https://www.merck.com/news/merck-completes-acquisition-of-prometheus-biosciences-inc.
2. AION Labs. (2025). *In continued partnership with BioMed X, launches global IA/ML platform.* BioMed X. https://bmedx.com/news-events/press-releases/aion-labs-in-continued-partnership-with-biomed-x-launches-2025-global-call-for-applications-generative-ai-for-novel-target-combinations-012813/.
3. AstraZeneca. (2024). *AstraZeneca announces €1.3bn investment in Global Data Science Hub, Barcelona.* El País. https://elpais.com/economia/negocios/2024-12-04/astrazeneca-pone-el-foco-de-su-innovacion-en-espana.html.
4. Sanofi. (2023). *Sanofi opens digital innovation hub in Barcelona's 22@ district.* Sanofi Press Release. https://www.sanofi.com/en/media-room/press-releases.
5. GSK. (2022, noviembre). *GSK launches Gate2Health innovation center in Tres Cantos, Madrid.* Invest in Spain. https://www.investinspain.org/en/success-stories/gsk.
6. Savana Health. (2023). *Savana leverages federated IA for Real World Evidence studies in >200 hospitals.* Savana. https://savanamed.com.
7. i4KIDS. (2023). *EIT Health Wild Card. i4KIDS.* Innovation4Kids. https://www.innovation4kids.org/en/the-i4kids-partner-with-eit-health-wild-card-program/.
8. HSJD/EIT Health Consortium. (2024). *Unidos por la innovación pediátrica: Challenges and opportunities in Europe*[White paper]. Hospital Sant Joan de Déu. https://formacion.sjdhospitalbarcelona.org/sites/default/files/content/file/2025/03/07/54249/i4kids-europe-white-paper-challenges-opportunities-effective-paediactric-innovation-europe_compressed.pdf.
9. Servicio Madrileño de Salud. (2022). *Fondo SERMAS para inversión en spin-offs sanitarios.* Comunidad de Madrid. https://www.comunidad.madrid/sites/default/files/aud/sanidad/19-006-07-v2-roadmap_creacion_spin-off_2022_incluyendo_nueva_lcti.pdf.

10. Hospital Clínic y VHIR. (2023). *Co-investment models for hospital-born spin-offs (e.g., IR Bio, Aura Tech)*. *Clinical Investigation and Innovation Journal*.

Capítulo 12

1. World Health Organization. (2014). *The case for investing in public health: The strengthening public health services and capacity: A key pillar of the European regional health policy framework Health 2020*. WHO Regional Office for Europe. https://iris.who.int/bitstream/handle/10665/170471/Case-Investing-Public-Health.pdf?sequence=1yisAllowed=y.
2. Ministerio de Sanidad, Consumo y Bienestar Social. *Compra pública de innovación*.:https://www.sanidad.gob.es/profesionales/innovacionSanitaria/compraPubInn.htm.
3. Güell, O. (2024). Sanidad y las comunidades crean la figura del «administrativo en salud» para liberar de burocracia a médicos y enfermeras. *El País*. https://elpais.com/sociedad/2024-12-16/sanidad-y-las-comunidades-crean-la-figura-del-administrativo-en-salud-para-liberar-de-burocracia-a-medicos-y-enfermeras.html.
4. Universidad de Cádiz. (2024). *El administrativo en salud*. Universidad de Cádiz. https://ccsociales.uca.es/evento/sanidad-y-las-comunidades-crean-la-figura-del-administrativo-en-salud-para-liberar-de-burocracia-a-medicos-y-enfermeras/.
5. Ministerio de Sanidad. (2025). *Resumen del borrador del nuevo Estatuto Marco*. Gobierno de España. https://www.sanidad.gob.es/areas/profesionesSanitarias/docs/Resumen_Borrador_Estatuto_Marco.pdf.
6. Parlamento Europeo y Consejo de la Unión Europea. (2016). *Reglamento (UE) 2016/679 del Parlamento Europeo y del Consejo, de 27 de abril de 2016, relativo a la protección de las personas físicas en lo que respecta al tratamiento de datos personales y a la libre circulación de estos datos (Reglamento General de Protección de Datos)*. *Diario Oficial de la Unión Europea, L119*, 1-88. https://www.boe.es/doue/2016/119/L00001-00088.pdf.
7. Comisión Europea. (s. f.). *Ley de inteligencia artificial* [Política digital]. Comisión Europea. https://digital-strategy.ec.europa.eu/es/policies/regulatory-framework-ai.
8. Parlamento Europeo y Consejo de la Unión Europea. (2022). *Directiva (UE) 2022/2555 sobre medidas para un elevado nivel común de*

ciberseguridad en toda la Unión (Directiva NIS 2). Diario Oficial de la Unión Europea. https://www.nis-2-directive.com.

9. Parlamento Europeo y Consejo de la Unión Europea. (2017). *Reglamento (UE) 2017/745 sobre los productos sanitarios. Diario Oficial de la Unión Europea.* https://eur-lex.europa.eu/eli/reg/2017/745/oj.

10. Comisión Europea. (s. f.). *Espacio Europeo de Datos Sanitarios (EEDS): Mis derechos sobre mis datos de salud.* Comisión Europea. https://health.ec.europa.eu/ehealth-digital-health-and-care/my-rights-over-my-health-data_en.

11. Bundesinstitut für Arzneimittel und Medizinprodukte (BfArM). (s. f.). *DiGA. Digital health applications.* BfArM. https://www.bfarm. de/EN/Medical-devices/Tasks/DiGA-and-DiPA/Digital-Health-Applications/_node.html.

12. Vilanova, O. (2024). *Retos de la exención hospitalaria: Impulsarla cumpliendo con una normativa más definida. Diariofarma.* https:// diariofarma.com/2024/09/22/retos-de-la-exencion-hospitalaria-impulsarla-cumpliendo-con-una-normativa-mas-definida.

13. Agencia Española de Medicamentos y Productos Sanitarios. (s. f.). *Ficha técnica: NC-1 (suspensión celular en plasma autólogo).* https:// www.aemps.gob.es/investigacionClinica/terapiasAvanzadas/docs/NC1_ficha-tecnica.pdf.

14. Hospital Clínic de Barcelona. (2022). *El CAR-T ARI-0001 consigue la designación PRIME por parte de la Agencia Europea del Medicamento.* Hospital Clínic de Barcelona. Disponible en: https://www. clinicbarcelona.org/noticias/el-car-t-ari-0001-consigue-la-designacion-prime-por-parte-de-la-agencia-europea-del-medicamento.

15. Agencia Española de Medicamentos y Productos Sanitarios. (2022). *Prospecto: CEMTROCELL. Condrocitos diferenciados adultos autólogos expandidos ex vivo* [Información para el paciente]. AEMPS. https://www.aemps.gob.es/investigacionClinica/terapiasAvanzadas/docs/Prospecto-Cemtrocell.pdf.

16. Clínica Hospital Clínic Barcelona-IDIBAPS. (2024, 19 de julio). *Green light for ARI0002h CAR-T developed by Clínic-IDIBAPS for patients with multiple myeloma* .Hospital Clínic Barcelona. Recuperado de https://www.clinicbarcelona.org/en/news/green-light-for-ari0002h-car-t-developed-by-clinic-idibaps-for-patients-with-multiple-myeloma.

17. Gobierno de España. (2011). *Real Decreto Legislativo 3/2011, de 14 de noviembre, por el que se aprueba el texto refundido de la Ley*

de Contratos del Sector Público. Boletín Oficial del Estado, núm. 276, de 16 de noviembre de 2011. https://www.boe.es/buscar/act. php?id=BOE-A-2011-17887.

18. Redacción Médica. (2024). *El Virgen del Rocío utilizará piel humana artificial para curar quemaduras. Redacción Médica.* https://www. redaccionmedica.com/secciones/dermatologia/el-virgen-del-rocio-utilizara-piel-humana-artificial-para-curar-quemaduras-2094.

19. Bernal Blay, M. (2015). *Guía 2.0 para la compra pública de innovación*[Borrador]. Ministerio de Economía y Competitividad. https://www.idepa.es/documents/20147/55425/Guia_2_0_CPI_ V5_Borrador.pdf/ca5ce140-65cb-6ca4-fb67-55fc2a06bdf2.

20. Gobierno de España y Ministerio de Sanidad. (2021). *Componente 18: Renovación y ampliación de las capacidades del Sistema Nacional de Salud.* La Moncloa. https://www.lamoncloa.gob.es/temas/ fondos-recuperacion/Documents/05052021-Componente18.pdf.

21. Programa de las Naciones Unidas para el Desarrollo. (2011). *La lucha contra la corrupción en el sector de la salud: Métodos, herramientas y buenas prácticas.* PNUD. https://www.undp.org/ sites/g/files/zskgke326/files/publications/Corruption_health_ spanish.pdf.

Capítulo 13

1. Sharma, M.; Savage, C. *et al.* (2022). Artificial Intelligence Applications in Health Care Practice: Scoping Review. *J Med Internet Res. Oct 5;24*(10):e40238. doi: 10.2196/40238.

2. Zheng, W. Y.; Lichtner, V. *et al.* (2021). The impact of introducing automated dispensing cabinets, barcode medication administration, and closed-loop electronic medication management systems on work processes and safety of controlled medications in hospitals: A systematic review. *Res Social Adm Pharm. May;17*(5):832-841. doi: 10.1016/j.sapharm.2020.08.001.

3. Johnson, C. H.; Ivanisevic, J. y Siuzdak, G. (2016). Metabolomics: beyond biomarkers and towards mechanisms. *Nat Rev Mol Cell Biol. Jul;17*(7):451-9. doi: 10.1038/nrm.2016.25.

4. Zhong, G., Chang, X., Xie, W. *et al.* (2024). Targeted protein degradation: advances in drug discovery and clinical practice. *Sig Transduct Target Ther 9,* 308 https://doi.org/10.1038/s41392-024-02004-x-.

5. Van der Meel, R.; Sulheim, E. *et al.* (2019). Smart cancer nanome-dicine. *Nat. Nanotechnol. 14*, 1007-1017 https://doi.org/10.1038/s41565-019-0567-y-.

6. High, K. A. y Roncarolo, M. G. (2019). Gene Therapy. *N Engl J Med. Aug 1;381*(5):455-464. doi: 10.1056/NEJMra1706910.

7. June, C. H.; O'Connor, R. S. *et al.* (2018). CAR T cell immunothe-rapy for human cancer. *Science. Mar 23;359*(6382):1361-1365. doi: 10.1126/science.aar6711.

8. Burslem, G. M. y Crews, C. M. (2020). Proteolysis-targeting chimeras as therapeutics and tools for biological discovery. *Cell.;181*(1):102-14.

9. Relling, M. V. y Evans, W. E. (2015). Pharmacogenomics in the cli-nic. *Nature. Oct 15;526*(7573):343-50. doi: 10.1038/nature15817.

10. Maleki Varnosfaderani, S. y Forouzanfar, M. (2024). The Role of IA in Hospitals and Clinics: Transforming Healthcare in the 21st Century. *Bioengineering (Basel). Mar 29;11*(4):337. doi: 10.3390/bioengineering11040337.

11. Ma, M. y Zheng, H. (2011). Virtual Reality and Serious Games in Healthcare. *Studies in Computational Intelligence, 337*, 169-192. https://doi.org/10.1007/978-3-642-17824-5_9-.

12. Aarts, E. y Marzano, S. (2023). Ambient intelligence in healthcare: leveraging infrared sensing and IA for smarter environments. *Comput Methods Prog Biomed.,217*:106728-.

13. Katsoulakis, E.; Wang, Q. *et al.* (2024). Digital twins for health: a scoping review. npj Digit. Med. 7, 77. https://doi.org/10.1038/s41746-024-01073-0-.

14. Javaid, M. y Haleem, A. (2022). 3D printing applications for healthcare research and development. *Global Health Journal, 4*(6): 217-226. https://www.sciencedirect.com/science/article/pii/S2414644722000744-.

15. Hlophe, S.; Mtsweni, J. y Masinde M. (2024). A Blockchain-Based Ar-chitecture for Electronic Health Records Management: The Case of Fre-re Provincial Hospital. *arXiv.* https://arxiv.org/abs/2407.15876.

16. Lerner Research Institute. (2024). *How quantum computing will affect artificial intelligence applications in healthcare. Cleveland Clinic.* https://www.lerner.ccf.org/news/article/?title=+How+quantum+computing+will+affect+artificial+intelligence+applications+in+healthcare+yid=79c89a1fcb93c39e8321c3313ded4b84005e9d44.

17. IBM. (s. f.). *Agentic IA vs. Generative IA.* IBM Think. https://www.ibm.com/think/topics/agentic-IA-vs-generative-IA.

18. Wikipedia. (s. f.). *Pausar experimentos gigantes de IA: una carta abierta.* En *Wikipedia: la enciclopedia libre.* https://es.wikipedia.org/wiki/Pausar_experimentos_gigantes_de_IA:_una_carta_abierta.

19. Prevedello, L. M. y Halabi, S. S. *et al.* (2019). Challenges Related to Artificial Intelligence Research in Medical Imaging and the Importance of Image Analysis Competitions. *Radiol Artif Intell. Jan 30;1*(1):e180031. doi: 10.1148/ryai.2019180031.

20. Mongan, J. *et al.* Checklist for Artificial Intelligence in Medical Imaging (CLAIM): A Guide for Authors and Reviewers. *Radiology: Artificial Intelligence, 2*(2). https://doi.org/10.1148/ryai.2020200029.

21. Hospital Sant Joan de Déu Barcelona. (2021). *Sant Joan de Déu estrena un centro de control de última generación para regular el flujo de pacientes* [Noticia]. Hospital Sant Joan de Déu Barcelona. https://www.sjdhospitalbarcelona.org/es/noticias/sant-joan-deu-estrena-centro-control-ultima-generacion-regular-flujo-pacientes.

22. Orchard Therapeutics (Europe) Limited. (2025). *Orchard Therapeutics anuncia un acuerdo de reembolso en España. Globe-Newswire.* Recuperado de https://www.globenewswire.com/news-release/2025/2/28/3034520/0/es/Orchard-Therapeutics-anuncia-un-acuerdo-de-reembolso-en-Espa%C3%B1a.html.

23. European Medicines Agency, Committee for Advanced Therapies. (2025). *Scientific recommendations on classification of advanced therapy medicinal products.* European Medicines Agency. Recuperado de https://www.eurogct.org/research-pathways/therapy-classification/ATMP-applicable-regulatory-pathways/cat-scientific.

24. European Medicines Agency. (s. f.). *Advanced therapy medicinal products: Overview. European Medicines Agency.* https://www.ema.europa.eu/en/human-regulatory-overview/advanced-therapy-medicinal-products-overview.

25. Dream, R. (2018). Impact of ATMP Manufacturing on Process Equipment and Facility Design. *BioPharm International. Nov;31*(11):30-4. Disponible en: https://www.biopharminternational.com/view/impact-atmp-manufacturing-process-equipment-and-facility-design.

26. Aguilera-Cobos, L.; Rosario-Lozano, M. P. *et al.* (2022). Barriers for the evaluation of advanced therapy medicines and their translation to clinical practice: Umbrella review. *Health Policy. 126*(12); 1248-1255. https://doi.org/10.1016/j.healthpol.2022.10.007.

27. Univadis España. (2023). *La Fundación Telethon producirá y distribuirá terapias génicas propias*. https://www.univadis.es/viewarticle/la-fundaci %C3 %B3n-telethon-producir %C3 %A1-y-distribuir %C3 %A1-2023a1000m1o.

28. Draghi, M. (2024). *The future of European competitiveness: A competitiveness strategy for Europe* (Parte A). Comisión Europea. https://commission.europa.eu/topics/eu-competitiveness/draghi-report_en.

29. Hospital Clínic Barcelona-IDIBAPS. (2024). *Luz verde al CAR-T ARI0002h desarrollado por el Clínic-IDIBAPS para pacientes con mieloma múltiple*. https://www.clinicbarcelona.org/noticias/luz-verde-al-car-t-ari0002h-desarrollado-por-el-clinic-idibaps-para-pacientes-con-mieloma-multiple Clínic Barcelona.

30. Cebiotex: https://www.cebiotex.com/es/.

31. ELEM Biotech SL.: https://www.elem.bio.

32. Katsoulakis, E.; Wang, Q. *et al.* (2024). Digital twins for health: a scoping review. *npj Digit. Med. 7,* 77. https://doi.org/10.1038/s41746-024-01073-0.

33. B., J (2024). *Un equipo de médicos salva a un paciente crítico gracias a la impresión 3D. 3Dnatives*. https://www.3dnatives.com/es/equipo-de-medicos-salva-a-un-paciente-impresion-3d-060220242/.

34. Javaid, M. y Haleem, A. (2022). 3D printing applications for healthcare research and development. *Global Health Journal, 4*(6): 217-226. https://www.sciencedirect.com/science/article/pii/S2414644722000744-.

35. Hellman, S.: Frisch, P. *et al.* (2023). 3D Printing in a hospital: Centralized clinical implementation and applications for comprehensive care. *Digit Health. Dec 20;9*:20552076231221899. doi: 10.1177/20552076231221899.

36. López Tovar, A. (2025). Estrenado en Badalona un robot que mejora el diagnóstico del cáncer de pulmón. *La Vanguardia*. https://www.lavanguardia.com/vida/20250317/10487557/estrenado-badalona-robot-mejora-diagnostico-cancer-pulmon.html.

37. Intuitive. (s. f.). *Da Vinci Surgical System*. https://www.intuitive.com/en-us/products-and-services/da-vinci.

38. Hicks, R. (2025). NICE approves 11 robotic surgery systems for NHS use. *Medscape News UK*. https://www.medscape.com/viewarticle/nice-approves-11-robotic-surgery-systems-nhs-use-2025a100096b.

39. Janney, J. (2025). VCU Health performs first fully robotic living donor liver transplant. *Virginia Business*. https://virginiabusiness.com/vcu-health-performs-first-fully-robotic-living-donor-liver-transplant/.

40. Upstate Medical University. TUG Robots at Upstate: https://www.upstate.edu/imt/departments/am/tug.php.

41. Medirest: https://medirest.es/.

42. EIT Health. (2024). *Robots in medicine: the robotics startups making a difference in healthcare*. https://eithealth.eu/news-article/robots-in-medicine-the-robotics-startups-making-a-difference-in-healthcare/.

43. Innocenti, E. (2023). Chirurgia robotica: Da Vinci, Hugo e Versius. Parte la prima comparazione clinica fra le tre piattaforme. *UnivrMagazine*. https://www.univrmagazine.it/2023/04/20/chirurgia-robotica-da-vinci-hugo-e-versius/.

44. Lanzas, P. (2021). Holomedicina: el futuro ya está aquí. *El Telescopio (ElPlural)*. https://www.elplural.com/el-telescopio/innovacion/holomedicina-futuro_273329102.

45. Romar, R. (2025). *Realizan la primera operación de cáncer de pulmón con el médico y el paciente en dos continentes distintos*. La Voz de Galicia. https://www.lavozdegalicia.es/noticia/sociedad/2025/04/02/realizan-primera-operacion-cancer-pulmon-medico-paciente-dos-continentes-distintos/00031743589719422582799.htm.

46. Chow, J. C. L. (2024). Quantum computing in medicine. *Medical Sciences, 12*(4), Article 67. https://doi.org/10.3390/medsci12040067.

47. Allende López, M. (2019). *Las tecnologías cuánticas, una nueva revolución en la medicina. Gente Saludable . Banco Interamericano de Desarrollo*. https://blogs.iadb.org/salud/es/tecnologias-cuanticas/.

48. Bolgar, C. (2025). *How Majorana 1 chip opens a new pathway for quantum computing. Microsoft Think*. https://news.microsoft.com/source/latam/features/ia/el-chip-majorana-1-de-microsoft-abre-un-nuevo-camino-para-la-computacion-cuantica/.

49. Lerner Research Institute. (2024). *How quantum computing will affect artificial intelligence applications in healthcare. Cleveland Clinic* https://www.lerner.ccf.org/news/article/?title=+How+quantum+computing+will+affect+artificial+intelligence+applications+in+healthcare+yid=79c89a1fcb93c39e8321c3313ded4b84005e9d44.

50. Lamor, M. (2025). *El Barcelona Supercomputing Center presenta el primer ordenador cuántico de España con tecnología únicamente europea. El País*. https://elpais.com/espana/catalunya/2025-02-06/

el-barcelona-supercomputing-center-presenta-el-primer-ordenador-cuantico-de-espana-con-tecnologia-unicamente-europea.html.

Capítulo 14

1. Han, R. *et al.* (2024). Randomised controlled trials evaluating artificial intelligence in clinical practice: A scoping review. *The Lancet Digital Health, 6*(5), e367-e373. https://doi.org/10.1016/S2589-7500(24)00045-1.
2. Novartis España. (2023). *Inteligencia artificial para acelerar el diagnóstico de la retinopatía diabética.*. https://www.novartis.com/es-es/stories/inteligencia-artificial-para-acelerar-el-diagnostico-de-la-retinopatia-diabetica.
3. Comunidad de Madrid, Hospital Universitario Puerta de Hierro Majadahonda. (2023). *Puerta de Hierro, primero en emplear inteligencia artificial para detectar la retinopatía en diabéticos.* https://www.comunidad.madrid/hospital/puertadehierro/noticia/puerta-hierro-primero-emplear-inteligencia-artificial-retinopatia-diabeticos.
4. Gobierno de Navarra. (2023). *Salud refuerza la conexión entre atención primaria y hospitalaria con aplicación de IA para detectar alteraciones en la retina.* https://www.navarra.es/es/-/nota-prensa/salud-refuerza-la-conexion-entre-atencion-primaria-y-hospitalaria-con-una-aplicacion-de-inteligencia-artificial-para-detectar-alteraciones-en-la-retina.
5. AirDoc. (s. f.). *AirDoc.* https://world.airdoc.com/#/.
6. National Cancer Institute. (2019). *El aprendizaje profundo mejora los exámenes de detección del cáncer de cuello uterino.* https://www.cancer.gov/espanol/noticias/comunicados-de-prensa/2019/aprendizaje-profundo-cancer-cuello-uterino-examenes-de-deteccion.
7. El Día de Valladolid. (2024). *La Caixa impulsa un proyecto biomédico vallisoletano con IA para identificar pacientes de endocarditis en riesgo de embolia.* https://www.eldiadevalladolid.com/noticia/z6951da96-ae34-ed38-fce9d3f8823861b8/202410/la-caixa-impulsa-un-proyecto-biomedico-vallisoletano-con-ia.
8. CIO España. (2024). *La red de hospitales catalanes crea algoritmos de IA para diagnosticar el cáncer de mama.* https://www.cio.com/article/1316013/la-red-de-hospitales-catalanes-crea-algoritmos-de-ia-para-diagnosticar-el-cancer-de-mama.html.

9. SAS Institute. (s. f.). *The Region of Southern Denmark*. SAS. https://www.sas.com/en_us/customers/the-region-of-southern-denmark-global.html.

10. Mayo Clinic Platform. (2024). *Using IA to predict the onset of sepsis*. Mayo Clinic. https://www.mayoclinicplatform.org/2024/05/02/using-IA-to-predict-the-onset-of-sepsis/.

11. U.S. Food and Drug Administration. (2020). *De novo classification order for Paige Prostate (DEN200080)*. FDA. https://www.accessdata.fda.gov/cdrh_docs/pdf20/DEN200080.pdf.

12. Mayo Clinic News Network. (2021). *Investigadores de Mayo desarrollan algoritmo para predecir actividad de la artritis reumatoide*. Mayo Clinic. https://newsnetwork.mayoclinic.org/es/2021/08/18/investigadores-de-mayo-desarrollan-algoritmo-para-predecir-actividad-de-la-artritis-reumatoide/.

13. Sanitas. (s. f.). *Mi salud genómica: Programa pionero en medicina preventiva*. Sanitas. https://corporativo.sanitas.es/mi-salud-genomica/.

14. Diet ID. (s. f.). *Our solutions*. Diet ID. https://www.dietid.com/our-solutions.

15. Medicip Health. (s. f.). *IA para la prevención y detección de caídas*. Medicip Health. https://www.mediciphealth.com/ia-prevencion-y-deteccion-de-caidas/.

16. Clinically Speaking. (s. f.). *DAX Copilot by Clinically Speaking*. Clinically Speaking. https://clinicallyspeaking.net/dax-copilot-by-clinically-speaking.

17. Llamalitica. (s. f.). *Llamalitica*. https://llamalitica.com/en.

18. Alshaikh, J. T. *et al.* (2025). Transforming pediatric ENT documentation: Efficiency, accuracy, and adoption of speech recognition technology. *International Journal of Pediatric Otorhinolaryngology*. https://pubmed.ncbi.nlm.nih.gov/39987845/.

19. Jiang, Y. *et al.* (2023). Using explainable artificial intelligence to predict potentially preventable hospitalizations. *International Journal of Environmental Research and Public Health, 20*(14), 6432. https://pmc.ncbi.nlm.nih.gov/articles/PMC10377250/.

20. BioPharma APAC. (2024). Ping An Health launches IA-powered Ping An Xin Yi digital doctor for 24/7 smart healthcare. *BioPharma APAC*. https://biopharmaapac.com/news/20/6026/ping-an-health-launches-IA-powered-ping-an-xin-yi-digital-doctor-for-24-7-smart-healthcare.html.

21. Taules, Y.; Gros, S. *et al.* (2025). Use of artificial intelligence for reverse referral between a hospital emergency department and a primary urgent care center. *Frontiers in Digital Health*. https://pubmed.ncbi.nlm.nih.gov/40099035/.

22. Optum. (s. f.). *Health services innovation company*. Optum. https://www.optum.com/en/.

23. Mount Sinai Health System. (2023). *How Mount Sinai has become a leading force in AI, research and practice*. Mount Sinai Reports. https://reports.mountsinai.org/article/grad2023-01-artificial-intelligence.

24. Infobae. (2023). *Cómo la IA salva vidas en el hospital Mount Sinai de Nueva York*. Infobae. https://www.infobae.com/wapo/2023/08/20/como-la-ia-salva-vidas-en-el-hospital-mount-sinai-de-nueva-york/.

25. Johns Hopkins Medicine. (2025). *AI on AI: Artificial intelligence in diagnostic medicine: Opportunities and challenges*. Armstrong Institute Blog. Johns Hopkins Medicine. https://armstronginstitute.blogs.hopkinsmedicine.org/2025/03/02/artificial-intelligence-in-diagnostic-medicine-opportunities-and-challenges/.

26. Stanford Clinical Excellence Research Center. (2020). *Smarter hospitals: How AI-enabled sensors could save lives*. Stanford University. https://hai.stanford.edu/news/smarter-hospitals-how-IA-enabled-sensors-could-save-lives.

27. GE HealthCare. (s. f.). *Predictive analytics software*. GE HealthCare. https://www.gehealthcare.com/products/onwatch-predict.

28. Siemens Healthineers. (s. f.). *Artificial intelligence in healthcare*. Siemens Healthineers. https://www.siemens-healthineers.com/digital-health-solutions/artificial-intelligence-in-healthcare.

29. McKesson. (s. f.). *Using machine learning to forecast demand and shore up the supply chain*. McKesson. https://www.mckesson.com/pharmacy-management/health-systems/prescribed-perspectives/using-machine-learning-to-forecast-demand-and-shore-up-the-supply-chain/.

30. Makeblock. (s. f.). *Automatización robótica en farmacias: ScriptPro Robot*. Makeblock. https://makeblock.com.ar/scriptpro-.

31. Omnicell. (s. f.). *Medication and supply automation systems*. Omnicell. https://www.omnicell.com/.

32. VUEMED. (s. f.). *How technology bridges clinical and supply chain areas in hospitals*. VUEMED. https://vuemed.com/how-technology-bridges-clinical-and-supply-chain-areas-in-hospitals/.

33. National Healthcare Security Administration (NHSA). (2024). *IA applications in China's healthcare system.* CKGSB Knowledge. https://english.ckgsb.edu.cn/knowledge/article/IA-applications-in-china-healthcare-system/.

34. Yang, V. (2023). *JD Health's Internet Hospital introduces video consultation service.* JD Corporate Blog. https://jdcorporateblog.com/jd-healths-internet-hospital-introduces-video-consultation-service/.

35. Theradoc: https://www.theradoc.com/.

36. Perigen: https://perigen.com/periwatch-vigilance/.

37. Díaz, N. (2023). *Mount Sinai launches pediatric IA center.* Becker's Hospital Review. https://www.beckershospitalreview.com/healthcare-information-technology/ai/mount-sinai-launches-pediatric-ai-center/.

38. Solé-Ribalta, A.; Balaguer, M. *et al.* (2023). Quantification of a qualitative sepsis code: Laying the foundations for the automation revolution. *European Journal of Pediatrics, 182*(5), 2169-2172. https://doi.org/10.1007/s00431-023-04867-8.

39. Instituto de Investigación Biomédica de Málaga (IBIMA). (2025). *Investigadores de IBIMA desarrollan un modelo predictivo para anticipar el ingreso en cuidados intensivos pediátricos en niños con complejidad médica. Cadena SER.* https://cadenaser.com/andalucia/2025/03/27/investigadores-de-ibima-desarrollan-un-modelo-predictivo-para-anticipar-el-ingreso-en-cuidados-intensivos-pediatricos-en-ninos-con-complejidad-medica-ser-malaga.

40. Zhou, W. (2019). *IA system to speed up hospital visits for children. China Daily.* https://www.chinadaily.com.cn/a/201906/01/WS-5cf1e72da3104842260befac.html.

41. Komorowski, M. y Celi, L. A. (2020). Early prediction of circulatory failure in the intensive care unit using machine learning. *Nature Medicine, 26*, 364-373. https://www.nature.com/articles/s41591-020-0789-4.

42. BrainCo: https://brainco.tech/#/.

43. Sleepiz, A. G. (2024). *Sleepiz AG research on non-invasive sleep monitoring. Frontiers in Medical Technology.* https://pmc.ncbi.nlm.nih.gov/articles/PMC11303430/.

44. Microsoft (2019). *Much more than a chatbot: China's Xiaoice mixes AI with emotions and wins over millions of fans.* Microsoft News. https://news.microsoft.com/apac/features/much-more-than-a-chatbot-chinas-xiaoice-mixes-IA-with-emotions-and-wins-over-millions-of-fans/.

45. Kidney IntelX: https://www.kidneyintelx.com/.

46. Fierce Biotech. (2023). *Renalytix scores long-awaited FDA de novo nod for AI-powered kidney disease test.* Fierce Biotech. https://www.fiercebiotech.com/medtech/renalytix-scores-long-awaited-fda-de-novo-nod-IA-powered-kidney-disease-test.

47. Frontiers in Aging Neuroscience. (2023). *CognICA.* Frontiers. https://www.frontiersin.org/journals/aging-neuroscience/articles/10.3389/fnagi.2023.1243316/full.

48. Atee, M.; Hoti, K. y Hughes, J. D. (2018). A technical note on the PainChek™ system: A web portal and mobile medical device for assessing pain in people with dementia. *Frontiers in Aging Neuroscience, 10*, 117. https://doi.org/10.3389/fnagi.2018.00117.

49. Insilico Medicine. (2021). *Insilico Medicine identifies therapeutic targets for ALS with AI.* NVIDIA Developer Blog. https://developer.nvidia.com/blog/insilico-medicine-identifies-therapeutic-targets-for-als-with-IA/.

50. Palmar Gómez, U. (2023). *Investigadores del Virgen del Rocío desarrollan un test rápido para detectar resistencia a los antibióticos en tan solo 3 horas.* Hospital Virgen del Rocío. https://hospitaluvrocio.es/historico-noticias/investigadores-virgen-del-rocio-desarrollan-un-test-rapido-para-detectar-resistencia-a-los-antibioticos-en-tan-solo-3-horas/.

51. University of Zurich. (2024). *EUCAST-GPT-Expert: AI tool for antibiotic resistance. Frontiers in Microbiology.* https://pmc.ncbi.nlm.nih.gov/articles/PMC11559085/.

52. Surgical Information Systems: https://www.sisfirst.com.

53. Surgical Review Corporation. (2024). *Optimizing the surgical workflow with artificial intelligence.* Surgical Safety Blog. https://www.surgicalsafety.com/blog/optimizing-the-surgical-workflow-with-artificial-intelligence.

54. LeanTaaS: https://leantaas.com/products/operating-rooms/.

55. UCHealth:https://www.uchealth.com/services/robotic-surgery/patient-information/davinci-surgical-system/.

56. PERISCOPE. (2024). Artificial intelligence for predicting postsurgical complications. *The Lancet Regional Health. Europe, 31*, 100332. https://www.thelancet.com/journals/lanepe/article/PIIS2666-.

57. PainQx: https://painqx.com/.

58. Administración Pública Digital. (2023). *El Hospital Sant Joan de Déu Barcelona utilizará la IA para proyectos de salud digital.* https://www.administracionpublicadigital.es/actualidad/2023/10/el-hospital-sant-joan-de-deu-barcelona-utilizara-la-ia-para-proyectos-de-salud-digital.

59. Chen, X. *et al.* (2017). *An artificial intelligence platform for the multihospital collaborative management of congenital cataracts.* ResearchGate. https://www.researchgate.net/publication/313111785_An_artificial_intelligence_platform_for_the_multihospital_collaborative_management_of_congenital_cataracts.

60. OMS. (2023). *Skin NTDs App: WHO launches new version of the WHO Skin NTDs mobile application.* https://www.who.int/news/item/09-10-2023-skin-related-neglected-tropical-diseases--who-launches-new-version-of-the-who-skin-ntds-mobile-application.

61. National Institute of Allergy and Infectious Diseases (NIAID). (2023). *Predicting immune response to vaccines with AI.* Digital Infuzion. https://www.digitalinfuzion.com/clients/featured-projects/rti-for-niaid/.

62. China CDC. (2020). *Real-time forecasting of the COVID-19 outbreak in Chinese provinces: Machine learning approach using novel digital data and estimates from mechanistic models.* ResearchGate. https://www.researchgate.net/publication/343345685.

63. Science and Technology Daily. (2025). *AI innovation news.* Science and Technology Daily. https://www.stdaily.com/web/gdxw/2025-06/26/content_361110.htm.

64. Diariofarma. (2025). **ELSA: La FDA activa su nueva herramienta de IA generativa, que usará para las evaluaciones.* https://diariofarma.com/2025/06/09/elsa-la-fda-activa-su-nueva-herramienta-de-ia-generativa.

65. Unidad de Innovación Hospital Clínico San Carlos. (s. f.). *Unidad de Innovación Hospital Clínico San Carlos.* https://unidaddeinnovacion.shealth.eu/.

66. García-Abadillo, R. (2025). *Así se forman los cardiólogos pediátricos del futuro. Diario Médico.* https://www.diariomedico.com/medicina/medico-joven/mir/asi-forman-cardiologos-pediatricos-futuro.html?check_logged_in=1.

Capítulo 15

1. Newsweek y Statista. (2025). *World's best hospitals 2025. Methodology.* Newsweek. https://d.newsweek.com/en/file/477013/worlds-best-hospitals-2025-methodology.pdf.

2. Monitor de Reputación Sanitaria (MRS). (2025). *Clasificación española Monitor de Reputación Sanitaria (MRS).* Merco. https://www.merco.info/es/monitor-reputacion-sanitaria.

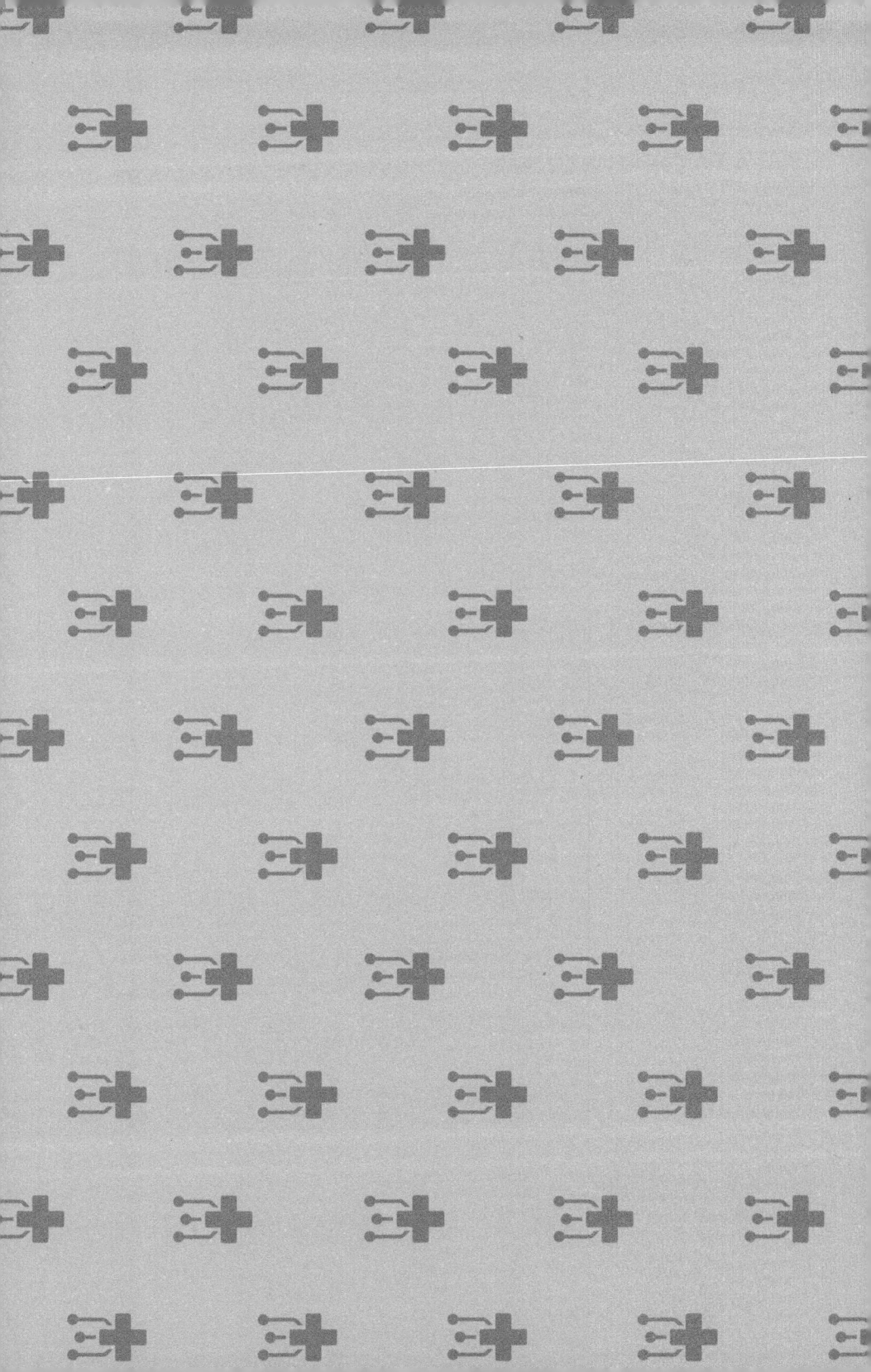

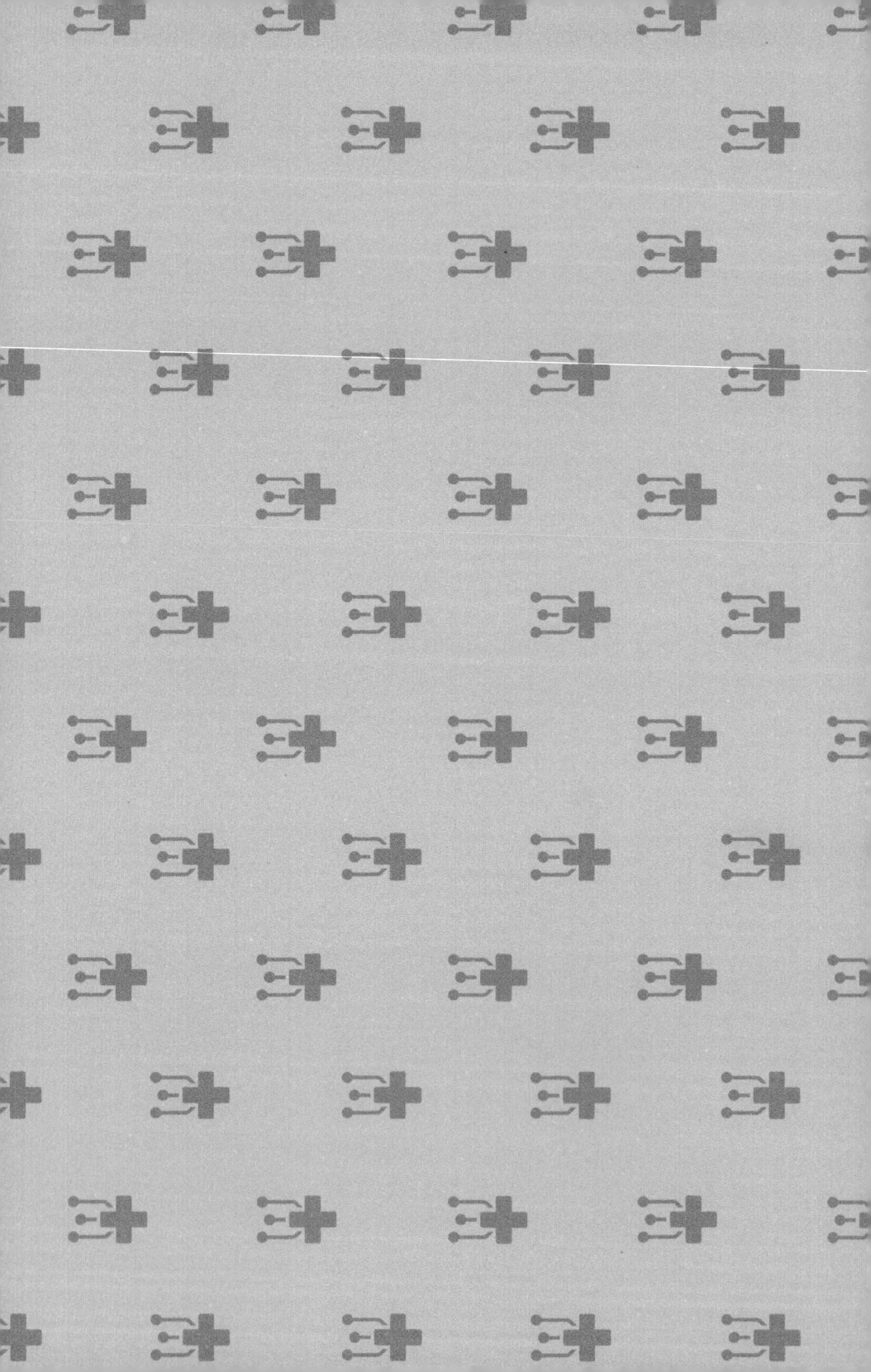